全国高等医药院校药学类实验教材

人体解剖生理学实验

（第二版）

主　　编	徐静华
主　　审	徐　峰
中文审校	徐　成
英文审校	刘羽丹

编　　者　（以姓氏笔画为序）

于　杨	王　敏	王佳虹
刘羽丹	李　欣	李　彦
李　罡	李恩光	谷艳婷
张　弘	张　舟	陈　侠
周晓棉	徐　成	徐静华
商　捷	崔　巍	温慧敏
臧凌鹤	魏秀岩	

中国健康传媒集团

中国医药科技出版社 ·北京

内 容 提 要

　　本书为全国高等医药院校药学类实验教材之一。全书实验内容分为三个部分，分别介绍了基本知识、人体形态学实验和生理学实验。为适应教育国际化的要求，从第三章生理学实验开始增加了英文对照内容，以便于学生在阅读英文文献、撰写英文论文时参考。

　　本书可作为高等医药院校药学类及相关专业教材使用，也可供医药学相关人员参考。

图书在版编目（CIP）数据

　　人体解剖生理学实验/徐静华主编 . —2 版 . —北京：中国医药科技出版社，2014.8
（2025. 8 重印）.
　　全国高等医药院校药学类实验教材
　　ISBN 978 - 7 - 5067 - 6897 - 9

　　Ⅰ.①人…　Ⅱ.①徐…　Ⅲ.①人体解剖学 - 人体生理学 - 实验 - 医学院校 - 教材
Ⅳ.①R324 - 33

　　中国版本图书馆 CIP 数据核字（2014）第 152561 号

美术编辑　陈君杞
版式设计　郭小平

出版　中国医药科技出版社
地址　北京市海淀区文慧园北路甲 22 号
邮编　100082
电话　发行：010 - 62227427　邮购：010 - 62236938
网址　www. cmstp. com
规格　787 × 1092mm $\frac{1}{16}$
印张　10½
字数　209 千字
初版　2013 年 1 月第 1 版
版次　2014 年 8 月第 2 版
印次　2025 年 8 月第 8 次印刷
印刷　大厂回族自治县彩虹印刷有限公司
经销　全国各地新华书店
书号　ISBN 978 - 7 - 5067 - 6897 - 9
定价 23. 00 元
本社图书如存在印装质量问题请与本社联系调换

第二版前言

人体解剖生理学是一门实验科学，因此，人体解剖生理学实验在教学中就显得十分重要。实验教学不仅仅是验证理论课的知识，更重要的是培养学生的创新意识，提高学生的动手能力，让学生在实践中完善独立分析问题、解决问题的能力。《人体解剖生理学实验》第一版于2008年正式出版并公开发行。作为《人体解剖生理学》的配套实验指导，原版教材在全国高等医药院校药学类专业人才基本知识、基本理论和基本技能培养方面贡献了自己的力量。

六年来的教学实践为该教材的再版奠定了坚实的基础。第二版教材有以下几个特点。第一，保留了原版教材的整体框架和基本内容。总体上涵盖了人体解剖学、组织学和生理学的相关实验内容，是目前较为系统、全面、完整且内容丰富的人体解剖生理学实验教材。第二，实验内容的取舍上强调了适用性和可操作性。再版教材重点突出实验成功率高、教学使用频率高、教学效果好的内容，删减了部分使用率较低的实验内容和仪器介绍内容，同时根据实验仪器的更新情况增补了一些实验仪器介绍。第三，注重了知识拓展性和学科交叉性。在生理学实验部分除常规实验外，还专门开辟了综合性实验和探索性实验，这将有利于学生全面了解和综合掌握生理学实验课程的教学内容。第四，以生理学实验教学为突破口，采用双语体系编写，为实验课程改革构建了外语教学平台，有利于提高学生科技英语水平。

参加本教材编写的人员为沈阳药科大学生理教研室的全体教师和机能实验室的部分教师。他们对工作的敬业精神和对细节的斟酌是本教材顺利修订的保证，借此机会，谨向他们表示衷心的感谢。

本教材可作为高等医药院校、药学类专业人体解剖生理学实验课教材，也可供有关教师实验教学时参考。

我们在组织修订本教材过程中力争体现人体解剖生理学实验的全面性、系统性和先进性，尽管如此，鉴于我们的经验和水平有限，肯定还存在许多不足。恳请广大同行、读者多提宝贵意见，以利今后进一步修订，使本书能够适应我国飞速发展的药学教育事业的需要。

编　者
2014 年 4 月

目 录

第一章 人体解剖生理学实验的基本知识

第一节 人体解剖生理学实验的基本要求

一、实验目的和要求

（一）实验目的

1. 学习正常人体解剖结构、基本组织及主要器官的显微结构，为理解人体解剖结构和功能的关系打基础。

2. 熟悉人体形态学的学习方法，学会熟练使用光学显微镜。

3. 熟悉常用实验仪器的使用方法，初步掌握生理学实验的基本操作技术。

4. 验证和巩固生理学的基本概念和基本理论，培养学生树立严谨的科学态度、实事求是的科学作风和独立分析问题、解决问题的能力。

（二）实验要求

（1）实验前 仔细阅读实验指导书，了解实验目的、要求、方法和步骤，复习有关理论知识，预测实验中各个步骤可能出现的情况，检查实验器材和药品是否齐全。

（2）实验中 器材摆放力求整齐，认真循序操作，注意安全，严格遵守规章制度。耐心、细致地观察实验中出现的每个现象，准确、及时、客观地记录，在没有获得预期结果时，也应如实记录。尊重教师指导。节约药品和试剂，尽量减少对动物的不必要损伤。

（3）实验后 整理实验器材，关闭实验仪器电源；认真撰写实验报告，值日生值日，送回动物。

二、生理学实验报告的撰写及注意事项

（一）生理学实验报告撰写的意义

生理学实验以动物为实验对象，用实验的方法观察正常、疾病和药物作用下的动物机体功能和代谢变化，并研究这些变化的机制及规律。实验报告是描述实验过程，记录实验结果的材料；是表达实验研究成果的一种形式；是对实验的全面总结，为今后撰写科学论文打下良好的基础。实验报告应做到内容准确、明白，文字简练、通顺，书写清楚、整洁。标点符号、外文缩写、单位度量等准确、规范。

（二）生理学实验报告撰写的原则

（1）真实性 实验报告是对动物实验全过程的记录，务必做到实事求是，绝对真实可靠。对动物实验过程的各种现象和结果都要认真、仔细地观察、客观、准确地记录，绝对不能舍弃或修改不符合主观意愿的结果。

（2）可重复性 可重复性是实验报告的关键。生理学实验报告所记述的现象和结

果必须是符合事实而且经得起别人重复验证的，只要别人能够重复出相同的现象和结果的实验，才能获得社会的公认。

（3）可操作性　可操作性是真实性和可重复性的补充，是在真实性的基础上通向可重复性的途径。生理学实验报告对动物实验的各个环节均有明确的记录，使别人能够按照所记述的方式方法进行操作，达到取得相同结果的目的。

（三）生理学实验报告的基本格式与要求

1. 基本格式

生理学实验报告的内容和格式通常包括实验名称、实验目的、实验原理、实验器材、实验方法、实验结果、讨论和实验结论等八项内容。

（1）实验名称　要能够明确表达实验的内容，切忌冗长，也要避免过分笼统。

（2）实验目的　作为实验报告的开端要直截了当地说明为什么要进行这个实验，解决什么问题，具有什么意义。实验目的要求精练、简短。

（3）实验原理　是经前人证明的生理学理论，是实验设计的依据和思路。只有明确实验的原理，才能真正掌握实验的关键、操作的要点。实验原理表达要遵循准确、科学的原则。

（4）实验器材　实验用的所有仪器、材料应介绍齐全，包括名称、型号、规格、数量等。

（5）实验方法　一般按时间顺序，说明生理实验的操作过程，是实验技术性问题最集中的地方。可用序号列出每一步操作，也可采用操作流程图，上一项操作与下一项操作之间用箭头标示，达到按图索骥的目的。

（6）实验结果　是在实验过程产生的现象和数据的原始记录的基础上，经过科学加工而成的资料。原始记录是实验结果的根据。在实验过程中，必须随时在有页码的记录本上详尽地进行记录，除记录实验过程及其产生的现象和数据外，还应记录实验的日期、时间、环境条件（温度、湿度或其他特殊条件）和偶然情况，对原始记录不得随意涂改，更不能撕毁脱页。在实验完成之后，应对原始记录进行认真核对，系统分析，对数据进行统计学处理，形成实验结果，正式写进实验报告中。实验结果应包括对结果的文字叙述、以表格形式记录的实验原始数据、经过统计处理的图表、经过编辑标注的原始记录曲线，对图表的说明文字等。

（7）讨论　是从实验和观察到的结果出发，从理论上对其进行分析、比较、阐述、推论和预测。讨论的内容可包括用已有的理论知识对实验和观察结果进行讨论，从理论上对实验结果的各种资料、数据、现象等进行综合分析；指出结果和结论的理论意义；如果实验没有获得预期的结果，要找出原因加以分析；如发现新问题也要进行分析，提出自己的看法。

（8）实验结论　是根据实验过程观察到的现象和测得的数据等感性材料进行理论上的分析、推理而产生的理性认识的客观表述。它并不是简单重复正文各部分内容。如果实验已得到明确的结果，那么结论部分的文字就要简短，措辞要严谨，表达要准确。如果所得的实验结果未能说明问题，就不要勉强下结论，实验报告也就写到讨论为止。

2. 生理学实验报告撰写注意事项

（1）实验报告的撰写要求独立完成，切记抄袭。

（2）撰写实验报告应突出真实性、可重复性和可操作性。

（3）撰写实验报告应采用专业书面语言，可用通用符号代替文字概念，力求简明、确切。

（4）可采用示意图等图解的形式，弥补文字叙述上的不足。

（5）撰写实验报告时，应采用简化字及相应的医学名词，使用我国法定计量单位。我国法定计量单位包括国际单位制的基本单位、国际单位制的辅助单位、国际单位制中具有专门名称的导出单位、国家选定的非国际单位制单位以及组合的单位等。

（6）应按国家标准化管理委员会发布的《统计名词及符号》的规定：如样本的算术平均数用英文小斜体 x，不用大斜体 X 或 M；标准差用英文小斜体 s，不用 SD；标准误用英文大斜体 S 加下角小斜体 x，即 S_x，不用 SE 或 SEM；t 检验用英文小斜体 t；F 检验用英文大斜体 F；卡方检验用希腊文小斜体 λ^2；相关系数用英文小斜体 r；概率用英文大斜体 P；样本用英文小斜体 n。

（7）节段序号应按"一"、"（一）"、"1."、"（1）"、"①"层次编排。如实际无需太多的层次，可自后面依次删减或跳级使用。

（8）对实验动物描述的主要内容应包括：动物种系名称、背景资料、性别、数量、体重、年龄，以及饲养条件和某些处理方式。背景资料中应包括动物来源、遗传学分类及微生物质量合格证号和饲养环境合格证号。

三、实验室守则

（1）遵守学习纪律，准时到达实验室，必须穿白大衣并系紧衣扣和袖扣；实验时因故外出或早退应向教师请假。

（2）必须严肃认真地进行观察，严格遵守操作规程，提高实验动手能力。如实记录各种实验数据，养成独立思考习惯，努力提高自己独立分析问题、解决问题的能力。

（3）实验期间不得进行任何与实验无关的活动。

（4）保持实验室安静。

（5）实验室内各组仪器和手术器材各组自己使用，注意保管，实验结束后清洗干净，放回原处，经指导教师检查后方可离开，如有破损，需填写破损单进行赔偿。

（6）实验中注意水、电的安全使用，并节约各种实验器材和药品。

（7）实验后由值日生负责清扫实验室及处理动物尸体。

（徐静华）

第二节　生理学实验常用仪器

生理学实验常使用各种刺激来引起机体组织和器官的反应，然后进行客观记录并做精确的观察和分析，从而正确地认识其变化规律。实现这一目的，要依赖于各种仪器的相互配合使用。

一、RM6240 多道生理信号采集处理系统

（一）系统的特点

该系统是综合应用多媒体计算机技术、先进的电子技术和数字信号处理技术研制而成

的。系统具有多道、多功能全程控放大器及记滴、监听、全隔离程控刺激器等设备。集生物信号采集、放大、显示、记录与分析为一体，采用外置式结构，计算机通过 EPP 并口或 USB2.0 接口与其连接，实现通讯。系统使用 Windows 风格的中文图形界面，操作简便易学。能够实现数据共享，可灵活地将实验数据嵌入到 Word、Excel 等通用软件中。

（二）系统的组成

系统由硬件和软件两部分组成：硬件包括外置程控放大器、数据采集板、数据线及各种信号输入输出线；软件主要由 RM6240.EXE 及多个实验子模块组成。软件与硬件协调工作，实现系统的多种功能。其面板上设置有外接信号输入插座、刺激器输出插座、记滴及监听插座（图 1 - 1）。

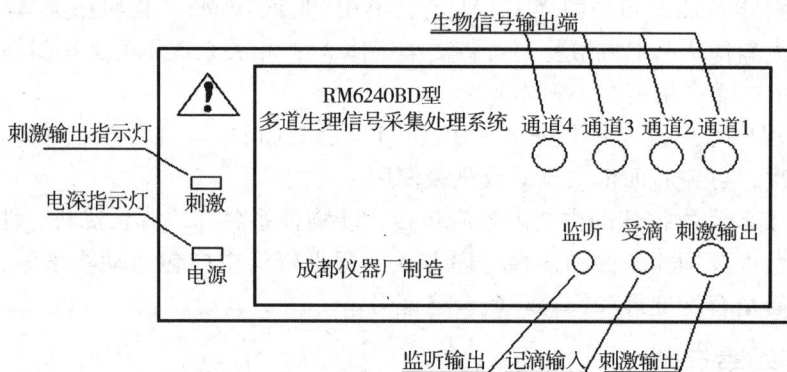

图 1 - 1　RM6240BD 外置仪器前面板

（三）系统的运行

1. 启动系统

打开外置的仪器电源，然后开启计算机，用鼠标双击计算机屏幕上的"RM6240 并口××"图标即可进入实验系统（图 1 -2）。

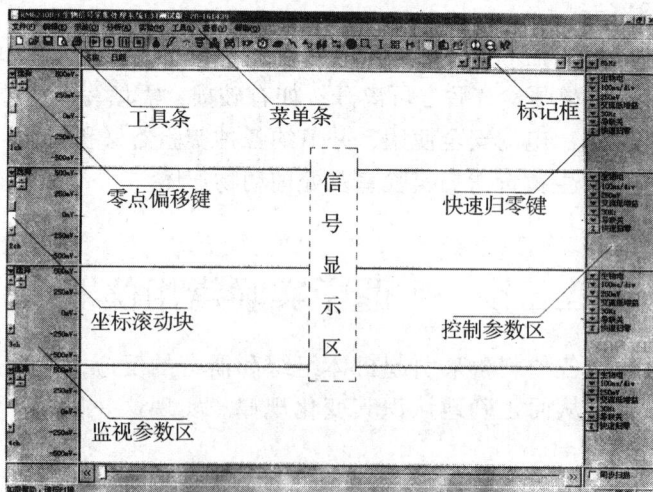

图 1 -2　RM6240 BD 主界面

注意开机顺序，应先开外置仪器，然后再进入"实验系统"。如果未开外置仪器即进入"实验系统",系统无法进行"示波"或"记录",此时应退出软件系统,开启外置仪器再进入系统。

(1) 菜单条 显示顶层菜单项,选择其中的一项即可弹出其子菜单。

(2) 工具条 工具条的位置处于菜单条的下方。工具条是提供一种快捷途径。菜单条中最常用的指令,都能在工具条中找到对应的图标(只需鼠标直接点击即可)。在操作工具条时,一旦鼠标指向某图标即会弹出其指令名称。

(3) 控制参数区 可选择当前通道的模式和调节灵敏度、时间常数、滤波、扫描速度等参数,系统每个通道都是多功能放大器,均可作血压放大器和生物电放大器(由通道控制参数区的通道模式决定)。鼠标在通道参数区各功能键上移动可看到各功能键的功能显示,分别为通道模式、扫描速度、灵敏度、时间常数、滤波频率、导联。用鼠标点击这些功能可调节各通道的实验参数。通道模式可选择放大器模式。

(4) 监视参数区 该区设有"选择"项、"零点偏移键"、"坐标滚动块"。可进行零点调节、坐标滚动,也可对通道做校验、实时显示参数、频率谱、相关图、微分、积分、直方图、数字滤波、对图形进行测量等分析处理。

(5) 信号显示区 用于显示各通道信号、分析波形和刺激信号等。

(6) 标记框 标记方式可选择词条标记、时间标记、标记组等。标记方法:在记录、暂停或分析状态用鼠标右键在各个通道波形的任意位置加入标记。如果标记框内没有所需内容,可点击"+"添加;或点击"–"删除。只能在系统处于记录环境时对通道上的图形进行标记。

2. 软件使用方法

该系统对显示的通道宽度可任意调节,只需在通道的分隔栏位置按住鼠标左键拖动到所需位置即可,使用热键"Alt + H"可使通道回到等分状态。

系统在工作过程中分 4 个环境,即示波、记录、停止和分析环境。通过移动鼠标至功能键所在位置,然后稍作停留即可显示功能键的功能。

(1) 示波环境 在示波环境点击"开始示波"键图标,系统即开始采集信号,并把采集到的信号波形实时显示出来,点击"停止"键,系统即停止采集信号。在示波环境可以调节各种实验参数,如通道模式、扫描速度、灵敏度、时间常数等,也可选择各种实时处理模式如频率谱、相关图、微分、积分、直方图等,选择刺激器、记滴等功能。示波状态相当于放大器与示波器、刺激器结合的实验环境,示波时采集到的信号只作实时显示,但未记录到硬盘。

实验参数的设置实际上取决于选择合适的"采集频率"、"通道模式"、"扫描速度"、"灵敏度"、"时间常数"、"滤波频率"。当有 50Hz 交流干扰时,还应将示波菜单中的"50Hz 陷波开"打开(当所采集的信号频率本身处于 50Hz 附近时不宜打开"50Hz 陷波")。

这里重点介绍以下实验参数:

通道模式:用来选择放大器的工作模式,系统的放大器是全功能程控放大器,通过通道模式选择各通道的放大器均可成为生物电放大器、血压放大器、桥式放大器、温度放大器、呼吸流量放大器等,如做血压实验时,应选择血压模式,并根据习惯选择血压单位。根据已知输入信号的特性,系统可通过软件工具栏中的创建新量纲功能添加或删除放大器的工作模式。系统预先设置了生物电、血压、体温、温度、pH、呼吸流量等通道模式，并已打开了生物电和血压模式。用户如需使用其他模式，可利用"创建新量纲"功能自行打开已有模式或创建新的模式。注意，使用系统预先创建的模式应使用指定的换能器或放大器，否则需重新定标。通道模式中的交流低增益模式是时间常数为1s的低放大倍数交流模式，用于某些特殊场合，若需时间常数更小的交流低增益模式，可在此模式下再结合数字滤波的高通滤波来实现。

采集频率：系统采集数据的频率，如采集频率100kHz，表示系统以10万点/秒的速度采集数据。由于计算机画一个波形是以若干点组成的，所以采集频率应高于信号频率若干倍才能分辨出有效信号。信号频率越高，需要的采集频率就越高。该系统共有21档采集频率（从1Hz ~ 100 kHz），在每一档采集频率均有若干档扫描速度供选择（在同一档采集频率下，扫描速度可有1000倍的调节量），也即在同一采集频率下，各通道的扫描速度独立可调，通道间的扫描速度可达1000倍的差别。如选择了同步扫描（在界面右下角），则各通道扫描速度均相同，只能同步调节。在同样的扫描速度下，只要信号波形好，选择低的采样频率有助于减小记录的文件空间。但对于频谱丰富的信号，选择的采集频率过低，则会丢失信号的高频成分。如做神经放电实验时，尽管选择的扫描速度并不高，但仍需要选择足够高的采集频率。故采集频率的物理意义可比喻为采集卡的频率响应。

扫描速度：计算机显示波形的扫描速度，如1s/div，表示水平方向一个大格代表1秒时间，相当于描笔式记录仪的走纸速度。和描笔式记录仪不同的是，该系统的扫描速度不是唯一的。

灵敏度：用于选择放大器的放大倍数。当观察到的信号太大或太小时，应相应地减小或提高灵敏度。

时间常数：用于调节放大器高通滤波器的时间常数，它与高通滤波器的低频截止频率成反比关系。高通滤波器用来滤除信号的低频成分，信号的有效成分频率越高，应选择的时间常数越小，如做神经实验时，因有效信号频率高，应该选择小的时间常数，将低频成分隔离掉，以有助于基线的稳定。有效信号频率低时，应选择高的时间常数或选择直流，如做胃肠电实验时选择5s的时间常数，做张力实验时选择直流等等。时间常数代表放大器低频滤波的程度，如1s、0.1s、0.01s、0.001s分别对应放大器的下限截止频率为0.16Hz、1.6Hz、16Hz、160Hz。时间常数越小，下限截止频率就越高，亦即对低频成分的滤波程度越大。当选择直流时，放大器不作高通滤波，此时放大器将信号中的交流和直流成分均做了放大。

滤波频率：用来滤除信号的高频成分。当信号有效成分频率较低时，应选择低的滤波频率，以滤除高频干扰。如观察脉搏波时，选择10Hz的滤波，代表此时放大器的上限截止频率为10Hz，可将10Hz以上的各种干扰滤掉。

（2）记录环境　点击"开始记录"键图标，系统即开始在显示波形的同时将采集到的信号实时存储到硬盘。实时记录的信号是以临时文件的形式记录的，只有在退出系统前正式存盘，该文件才能转换成正式文件。在记录状态如点击暂停键图标，则暂停记录，再次点击暂停键图标，则系统在原记录文件基础上继续记录。如果记录是非连续的（中途停止记录，过后又继续记录），则每一段记录都以子文件形式存在同一文件中，以后在系统中可用计算机的"PageUp"和"PageDown"键选择各段记录。此时，可在系统界面的左上角看到子文件的编号（以阿拉伯数字表示）。在记录状态，通过单击鼠标右键可在所需通道打上中文词条标记。

（3）停止记录环境　点击"停止记录"键图标，系统即停止采集信号。此时，应将存在硬盘的临时文件，正式存盘。之后，退出系统。

（4）分析环境　从记录状态停止记录或打开一个已记录存盘的文件（双击计算机屏幕上"RM6240文件浏览器"，找到正式文件存盘的位置），系统即进入分析状态。在分析状态，系统可对记录的波形进行各种测量、分析、编辑和打印。步骤如下：

双击"RM6240文件浏览器"→找到所需文件→点击顶层菜单项中"文件"→打开WORD打印格式→确定三次→键入班级姓名等→删除结果图→另存为→E盘→回到浏览器窗口→激活"图形复制（鼠标捕捉）"键，将鼠标移到欲选取的波形起始处，按住鼠标左键并拖动鼠标即可选取任意范围需要编辑的波形，再次按下鼠标左键→激活word文档→在"实验结果"项下粘贴鼠标捕捉的图形→反复操作，直至图形编辑结束→打印当前页。

系统已预先设置了大量的实验项目（默认使用第一通道），如果做系统已设置的固定实验项目，那么只需通过"实验"菜单选择你所需要的实验项目，系统将自动设置好有关参数，用时只需在此基础上根据信号微调有关参数。

（四）系统功能

1. 示波功能

在工具菜单中，打开选项栏，用户可以根据喜好选择信号显示区各部分的颜色，以及波形的示波方向。系统的缺省值为从右至左。当开始示波时，波形从右至左依次出现，并且左边的事件先发生，右边的事件后发生。当波形扫描到屏幕左边缘时，最先的数据被推出屏幕外，最新的数据从屏幕的右边推出。

2. 记录功能

在显示波形的同时将采集到的信号实时存储到硬盘。

3. 记滴功能

在"示波菜单"中，选择"记滴"功能，弹出对话框（对话框可用鼠标随意拖动）。选择"开始记滴"按钮，在"开始时刻"对话框中系统自动记录这一时刻，并在"速率"框中自动显示当前液滴的速率。此时"开始记滴"按钮变为"停止记滴"，在需要的时候，按"停止记滴"按钮。系统自动显示记滴时间、滴数和平均速率。如果需要记录波形，请先按"开始记录"，再按"开始记滴"。

通过"属性"选择，可进行"记滴测量"、"流量测量"转换。

记滴前应将仪器的记滴电缆插头插入仪器的受滴插孔，电缆的金属夹连接受滴电极，受滴电极可用任意两根彼此绝缘的金属丝组成，当液滴每与受滴电极连接一次即记滴一次。

4. 监听功能

只供第一通道使用，可用于减压神经放电、膈神经放电、肌梭放电等实验做监听。

使用时将电脑的音箱与仪器的监听插孔接通即可。

5. 刺激器功能

在"示波菜单"中，选择"刺激器"功能，弹出对话框（对话框可用鼠标随意拖动）。选择刺激方式，调节刺激参数，设置完成后，启动"开始刺激"按钮，刺激器按设定的刺激方式和刺激参数输出刺激脉冲。

在对话框中的参数设置通过每一参数项右边的上下箭头调节，也可通过键盘输入。且如果仅通过鼠标点击方向箭头，则数字以 0.1 为单位变化；如果点击鼠标的同时，按住 SHIFT 功能键，则数字以 1 为单位变化；按住 Ctrl 功能键，则数字以 10 为单位变化。

（1）刺激器的基本参数见图 1-3。

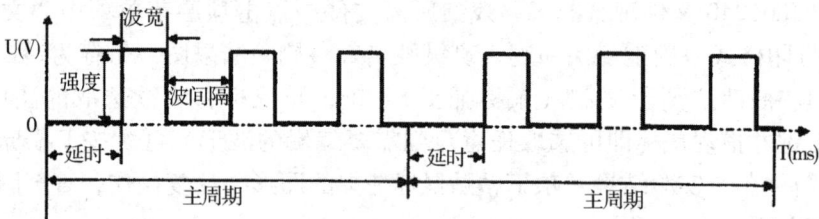

图 1-3　刺激脉冲参数图

波宽：刺激脉冲高电平。

频率：刺激脉冲频率［单位时间内（每秒）刺激脉冲数］。周期（T）=1/频率（f）

强度：输出脉冲的电压或电流的强度。脉冲电压范围为 0～50V，脉冲电流范围为 0～10mA。

脉冲数：刺激器在设定的时间内发出刺激脉冲的个数。

波间隔：连续脉冲刺激，刺激脉冲之间的时间间隔。

延时：指刺激器启动到刺激脉冲输出的延搁时间。

主周期：当重复次数大于 1 时，主周期即为每次刺激组的总时间，但是主周期必须大于有效刺激时间（即刺激动作没完成之前，主周期不可结束）。例如：定时刺激：主周期（s）>延时（s）+［波宽（ms）+波间隔（ms）］×脉冲数。

（2）**输出方式**　有恒压（电压）和恒流（电流）两种输出方式。刺激脉冲的波形是方波。恒压输出方式有正电压和负电压两种脉冲，恒流输出方式有正电流和负电流两种脉冲。

（3）**刺激模式**　单刺激（指一个主周期内输出一个刺激脉冲，常用于神经干动作电位、骨骼肌单收缩、期前收缩、诱发电位等实验）、串单刺激、连续单刺激（主周期等于1s，无限循环的连续刺激，一个主周期内输出的脉冲数等于频率，脉冲的波间隔相等，常用于刺激减压神经、迷走神经、刺激频率对骨骼肌收缩的影响实验）、自动串单刺激、双刺激、串双刺激、连续双刺激、自动串双刺激、定时刺激。

二、BL-420 生物机能实验系统

（一）系统的特点

BL-420 生物机能实验系统是配置在计算机上的 4 通道生物信号采集、放大、显

示、记录与处理系统。TM_WAVE 生物信号采集与分析软件可同时显示 4 通道从生物体内或离体器官中探测到的生物电信号或张力、压力等生物非电信号的波形，并可对实验数据进行存贮、分析及打印，从而对生物机体在不同的生理或药理实验条件下所发生的功能变化加以记录与分析（图 1-4）。

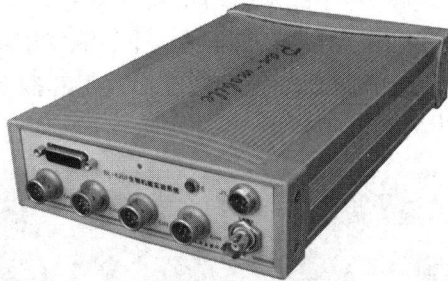

图 1-4　BL-420 生物机能实验系统（可内置、可外置）

（二）系统原理

BL-420 生物机能实验系统的基本原理是首先将原始的生物功能信号，包括生物电信号和通过传感器引入的生物非电信号进行放大（有些生物电信号非常微弱，比如减压神经放电，其信号为微伏级信号，如果不进行信号的前置放大，根本无法观察）、滤波（由于在生物信号中夹杂有众多声、光、电等干扰信号，比如电网的 50Hz 信号，这些干扰信号的幅度往往比生物电信号本身的强度还要大，如果不将这些干扰信号滤除掉，那么可能会因为过大的干扰信号致使有用的生物功能信号本身无法观察）等处理，然后对处理的信号通过模数转换进行数字化并将数字化后的生物功能信号传输到计算机内部，计算机则通过专用的生物机能实验系统软件接收从生物信号放大、采集系统传入的数字信号，最后对这些收到的信号进行实时处理，包括波形显示、存贮、处理和分析，比如平滑滤波、微积分、频谱分析等（图 1-5）。

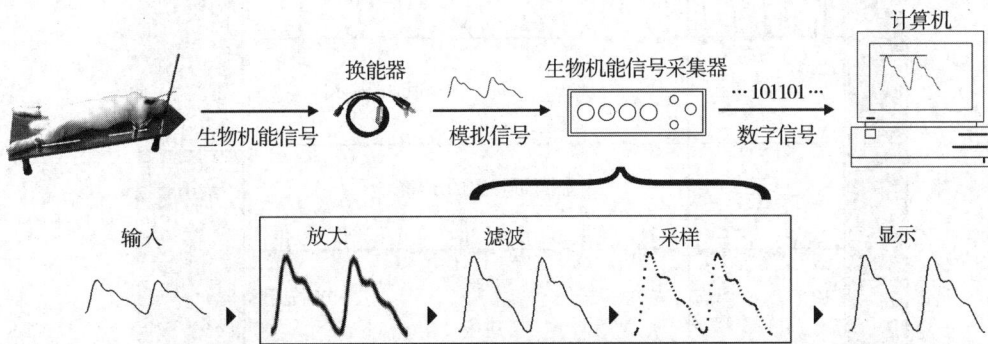

图 1-5　BL-420 生物机能实验系统原理图

（三）系统的组成

BL-420 系统主要由以下三个部分构成：计算机、BL-420 系统硬件、TM_WAVE 生物信号采集与分析软件。

其他实验附件则可根据实验需要进行配置，比如，压力换能器、张力换能器、各种引导电极及刺激电极等。

所有的外界生物信号均通过 BL - 420 系统前面板上的输入通道引入系统（图1-6）。4 个通道（5 芯生物信号输入接口）可连接引导电极、压力传感器、张力传感器等；全导联心电输入口（15 芯 D 型插头）用于输入全导联心电信号；记滴/触发输入（2 芯外触发输入接口）用于在刺激触发方式下，外部触发器通过这个输入口触发系统采样。而刺激和监听输出也在前面板上，刺激输出（3 芯插头，旁边标注方波标识）；监听输出（2 芯插头，旁边标注喇叭标识）。

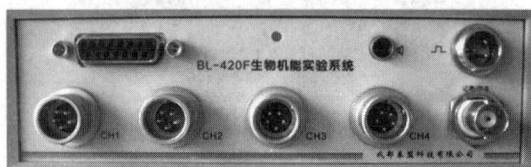

图 1-6　BL-420 系统前面板

（四）系统的运行

1. 软件启动

通过双击计算机操作系统桌面上 BL-420 系统的启动图标进入 TM_WAVE 软件主界面。

2. 软件主界面

软件主界面如图 1-7 所示，功能见表 1-1。

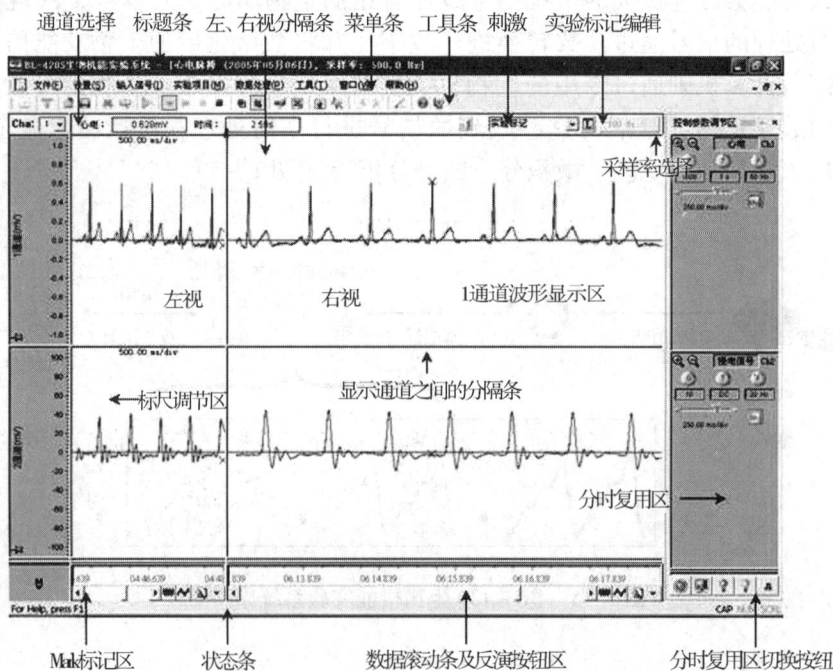

图 1-7　TM_WAVE 生物信号采集与分析软件主界面

表 1 - 1　　TM_WAVE 软件主界面上各部分功能一览表

名　称	功　能	备　注
菜单条	显示所有的顶层菜单项,可以选择其中的某一菜单项以弹出其子菜单。最底层的菜单项代表一条命令	菜单条中一共有 8 个顶层菜单项
工具条	一些最常用命令的图形表示集合,它们使常用命令的使用变得方便与直观	共有 22 个工具条命令
特殊实验标记编辑	用于编辑特殊实验标记,选择特殊实验标记,然后将选择的特殊实验标记添加到波形曲线旁边	包括特殊标记选择列表和打开特殊标记编辑对话框按钮
标尺调节区	选择标尺单位及调节标尺基线位置	
分时复用区	包含硬件参数调节区、显示参数调节区、通用信息区、专用信息区和刺激参数调节区五个分时复用区域	这些区域占据屏幕右边相同的区域
Mark 标记区	用于存放 Mark 标记和选择 Mark 标记	Mark 标记在光标测量时使用
时间显示窗口	显示记录数据的时间	在数据记录和反演时显示
数据滚动条及反演按钮区	用于实时实验和反演时快速数据查找和定位,可同时调节四个通道的扫描速度。	

3. 开始实验

在 TM_WAVE 生物信号显示与处理系统软件中有两种常用的方法可以启动实验,包括:

(1) 从 TM_WAVE 软件的"输入信号"菜单中为需要采样与显示的通道设定相应的信号种类,然后在工具条中选择"开始"命令按钮,当为某个输入通道选择了一种输入信号类型之后,这个实验通道的相应参数就被设定好了,这些参数包括:采样率、增益、时间常数、滤波、扫描速度等。

(2) 从"实验项目"菜单中选择自己需要的实验项目。这些实验项目将生理、药理等实验按性质分类,在每一组分类实验项目中又包含有若干个具体的实验模块。选择一个实验项目后,系统自动完成相关的软硬件参数设置,直接开始实验,非常方便实用。

4. 暂停、停止实验

在实时实验过程中,如果想暂停一下波形观察与记录,可以暂停实验,选择工具条上的"暂停"命令按钮。当完成本次实验之后,可以选择工具条上的"停止"命令按钮,此时,TM_WAVE 软件将提示为本次实验得到的记录数据文件取一个名字以便于保存和以后查找,然后结束本次实验。这个按钮也用于结束记录文件的反演。

5. 打开存储的数据文件（数据反演）

从工具条上选择"打开"命令按钮,在"打开"对话框中选择需要打开的文件名字,按"确定"按钮打开一个已记录数据文件。然后可以对打开的数据文件进行测量、分析等操作,最后打印出实验报告。

对于反演的数据,您可以拖动显示窗口下面的滚动条来选择不同时间段的数据进行观察和分析。也可以通过窗口下方的滚动条和反演按钮窗口中的查找命令按钮查找您所需要的数据。

（四）系统功能

1. 定标

是为了确定引入传感器的生物非电信号和该信号通过传感器转换后得到的电压信号之间的一个比值。选择"设置"→"定标"→"定标"命令会弹出定标对话框，根据对话框的提示可以完成任何一种非电信号的定标操作。

2. 数据处理与测量

数据处理和测量是不同的概念，数据处理侧重于对原始数据进行转换，然后从转换后的数据上得出需要的结果，而数据测量则是直接从原始数据中得到结果，比如血压波形的收缩压、舒张压、平均压等。选择顶级菜单中的"数据处理"项会弹出数据处理菜单，在菜单中包含有各种数据处理、药理学计算以及一些特殊的数据测量功能。从菜单上选择相应的数据处理或计算就可以完成相应的数据处理。BL－420 系统还包括各种数据测量功能，其中最重要的测量方式包括：区间测量，光标测量，实时测量等。可以测量的数值包括：时间差、频率、最大值、最小值、平均值、峰值、面积、最大上升速度（dmax/dt）及最大下降速度（dmin/dt）等参数，测量的结果显示在通用信息显示区中。

3. 添加文字标记

实验标记编辑框位于顶部窗口。顶部窗口由 4 部分组成，分别是当前选择通道的光标测量数据显示区、刺激按钮、特殊实验标记编辑以及采样率选择按钮等。实验标记编辑区包括实验标记编辑组合框和打开实验标记编辑对话框两个项目。在实时实验过程中，可以选择实验标记编辑组合框中的实验标记添加到实验波形的相应位置处作为实验条件标注点。方法是从实验标记组合框中选择实验标记，在需要添加标记的波形处单击鼠标左键。还可以通过实验标记编辑对话框按钮选择一组系统预先设定好的标记组，也可以在实验标记编辑组合框中直接输入任意的文字标记（不要超过 30 个字），按"Enter"键确认。

4. 刺激器

刺激器中各个参数的意义如图 1－3。刺激参数调节区中列举了要调节的刺激参数，刺激参数区由上至下分为 3 个部分，包括：基本信息、程控信息、波形编辑。在 TM_WEVE 软件中，预置的波形包括：方波、正弦波、余弦波、三角波、正负方波等。

5. 数据共享

数据共享可以将我们的实验数据用到不同的 Windows 应用程序中，比如，将图形粘贴到 Word 文档中帮助完成论文，将测量结果导出到 Excel 中做二次处理等。在 BL－420 生物机能实验系统中，数据提取方式包括 4 种，分别是数据导出、数据剪辑、图形剪辑和区间测量数据结果的导出。其中图形剪辑是指将从通道显示窗口中选择的一段波形连同从这段波形中测出的数据一起以图形的方式发送到 Windows 操作系统的一个公共数据区内，以后可以将这块图形粘贴到任何可以显示图形的 Window 应用软件如 Word、Excel 或画图中，方法是选择这些软件"编辑"菜单中的"粘贴"命令即可。

三、BI－2000 微循环图像分析系统

（一）系统原理

借助显微镜对活体动物的肠系膜、耳郭或球结膜部位进行活体微循环观察，了解

微血管构形、微灌流量、微血管管径、血流速度、状态等动态改变。

在活体观察中，许多标本既可用于观察局部给药时药物的直接作用，也可以观察全身用药对整体微循环的影响。

（二）系统的功能

BI－2000 医学图像分析系统（图1－8）的主要特点有：微循环图像和生理参数集成观测，动态图像分析，数字录像和分析，迷宫自动跟踪分析，免疫组化和体积测算，离子通道图像分析，静态图像处理和分析，凝胶电泳图像分析等。

产品结合了生物显微镜技术，可清晰观察兔、大鼠、蛙等肠系膜微循环，在手术灯照明条件下，可观察小鼠耳郭、甲襞微循环，清晰程度优于国内同类体视显微镜观察效果。采用生物显微镜成像的另外一个好处是，可以用于组织切片等成像和分析，如免疫组化分析、细胞计数、面积长度的测量等应用。

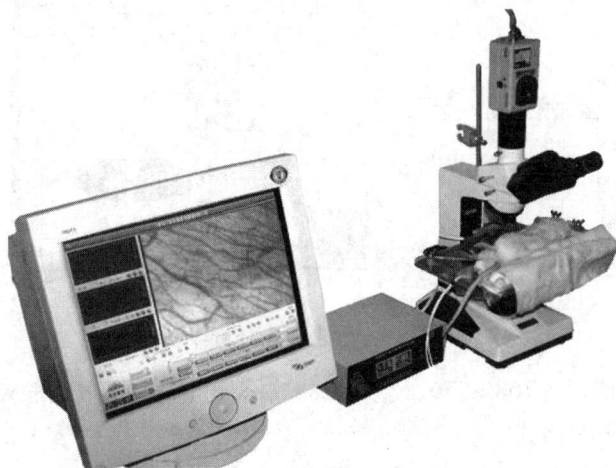

图1－8 BI－2000 微循环图像分析系统

1. 微循环观测分析功能（图1－9）

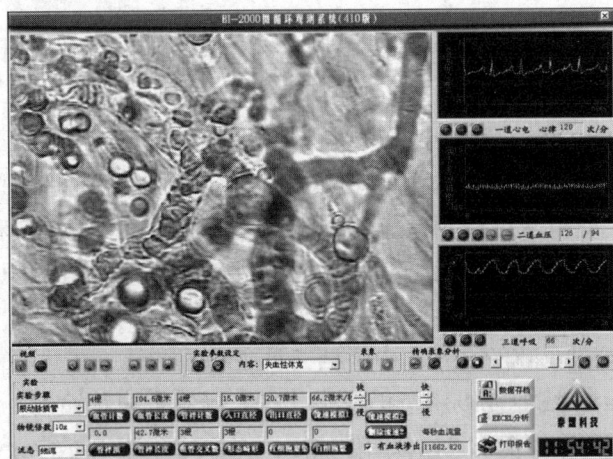

图1－9 微循环观测分析界面

（1）提供甲襞、球结膜微循环观测，田氏法和金氏法两种统计方法可选，分别可得到 20 种常见测量参数和加权积分值，综合判断结果。

（2）肠系膜微循环图像实验，包括图像以及心电、血压和呼吸等生理参数综合观测，血管直径、血流速度、血流量测算，15 种实验参数交互测量和记录，图像和生理波形同步记录和回放，实验图文报告打印。微循环图像观测物镜可以使用 4 倍、10 倍到 40 倍，清晰度优于解剖镜方式。

2. 静态图像分析功能（图 1 – 10）

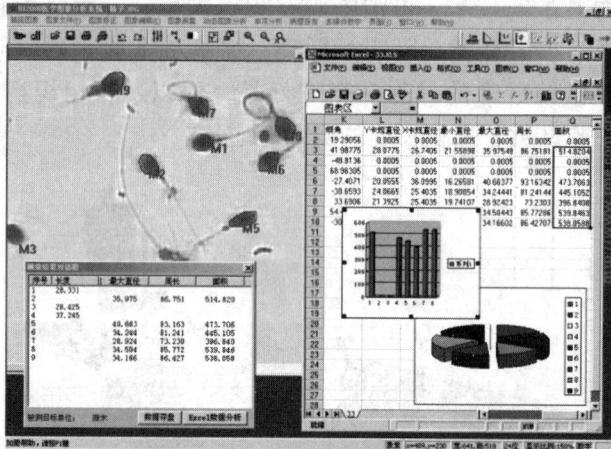

图 1 – 10　静态图像分析界面

（1）静态图像捕捉，768 ×576，352 ×288 幅面可选，采用标准 Windows 图像格式：BMP 非压缩，JPG 压缩格式。

（2）数字录像功能，支持 VCD 实时录像。

（3）交互和自动几何测量（包括直线、曲线、面积、周长测量）。

（4）细胞自动计数，含杂质滤除，填补空洞，分割目标，清除目标，提高计数准确度。

（5）动态图像分析功能，数字录像交互分析，可以测量如变化幅度、速率、频率等参数，适合心肌细胞形态分析等。

3. 免疫组化分析功能（图 1 – 11）

（1）免疫组化分析，自动测量阳性分布面积，平均灰度和平均光密度，积分光密度（IOD）等参数，支持灰度分割，色度分割，魔术棒和手工分割三种方式。

（2）序列图像体积测算，用于序列切片图像目标体积，体表面积的计算。

（三）系统的配置

（1）重庆光学仪器厂 XSZ – Hs7 中高档三目生物显微镜，最大 1600 倍。

（2）日本 JVC 480 线专业级彩色摄像头，PAL 制复合视频输出。

（3）Thakit 专业图像捕捉卡，包含图像捕捉，MPEG –4 DVD 数字录像多个功能模块。

（4）显微镜配套恒温控制的落地式实验兔台、鼠板、蛙板。

（5）HW –2000 微循环灌流槽恒温控制器。

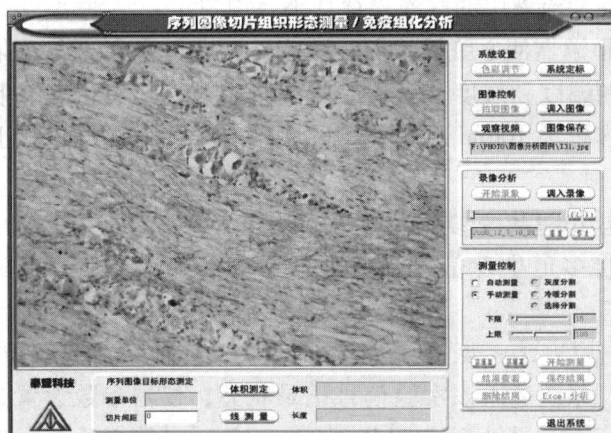

图 1 – 11　免疫组化图像分析界面

四、心脏 Langendorff 灌流装置

（一）仪器工作原理

Langendorff 灌流装置（图 1 – 12）用有一定压力、温度（38℃）并充氧的克氏液经主动脉根部灌流哺乳类动物的离体心脏。灌流液经冠状动脉口进入冠状血管营养心脏，以维持心脏的节律性活动。灌流液经冠状血管流入右心房，然后由腔静脉口及肺动脉口流出，在单位时间内的流出量即为冠状动脉流量（冠脉流量）。心脏活动可通过压力换能器（心室内放置水囊）进行记录，也可用张力换能器进行记录。

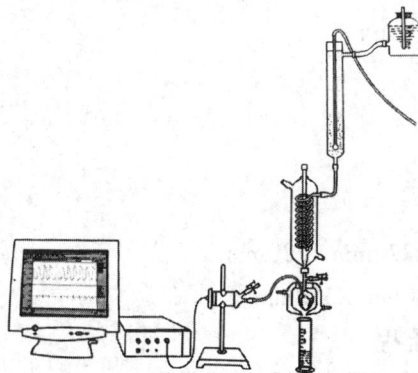

图 1 – 12　Langendorff 灌流装置示意图

（二）实验系统连接方法

Langendorff 灌流装置包括供气、恒压灌流和恒温 3 个部分。

（1）将灌流系统用胶管连接，灌流液贮瓶灌满灌流液。调整灌流液贮瓶（Marriotto）的高度使灌流压力达到实验要求，一般要求 Marriotto 瓶中心管的下端距心脏的高度为 70 ~ 90cm。

（2）混合气阀（也可用球胆）的减压阀出口用软管接至灌流管内的充气管，调节气瓶上的减压阀，使灌流液中的气泡连续且小而均匀。

（3）调节超级恒温器使心脏插管内的灌流液温度恒定在38℃左右。为了保证离体心脏的表面有一定的温度和湿度，可将心脏置于由玻璃或有机玻璃制成的保温灌流槽内。保温灌流槽内容积为100ml左右，槽的底部有漏斗形的开口，上方盖子盖住可以保持槽内温度恒定。

（三）生物信号处理系统参数设置

压力换能器连接多道生理信号采集处理系统第1通道，心电引导电极连接第3通道。

RM6240系统使用方法：点击"实验"菜单，选择"生理科学实验"菜单中的"Langendorff灌流"。系统进入该实验信号记录状态，仪器参数设置为第1通道：左室内压［时间常数：直流；灵敏度：12kPa（90mmHg）］。第2通道：室内压微分（截止频率：100Hz；灵敏度：1800mmHg/s）。第3通道：心电（时间常数：0.2s；滤波频率：30Hz；采样频率：4kHz；扫描速度：2s/div）。

五、数显恒温水浴

（一）仪器组成

数显恒温水浴是用于进行恒定温度试验的常规仪器，亦可做直接加热或辅助加热的热源。仪器由电子控温系统、循环搅拌系统、加热器等部分组成。仪器所有与液体接触的部分全部采用不锈钢材料制成，有效防止液体的腐蚀，确保液体清洁干净。

（二）仪器的性能指标

波动度：±0.1℃。

温度范围：室温加5℃~95℃。

工作电压：220V、50Hz。

加热功率：1600W。

环境温度：5℃~40℃。

相对湿度：≤85%。

工作室尺寸：220mm×220mm×220mm。

外形尺寸：280mm×280mm×350mm。

（三）仪器使用操作流程

（1）使用前应检查仪器各部分是否完好无损。

（2）将仪器工作室内注入清洁干净的自来水（最好是蒸馏水），水位应距离面板约20~30mm左右。

（3）按下电源开关，此时数字仪表进入工作状态，数字表上排显示为测试温度，下排显示为设定温度。

（4）按Ω键使上排显示为SP，再按▼或▲键，使下排显示所预置的数值，再按Ω键，仪表重新回到标准模式。

（5）按下加热开关，此时仪器工作室开始升温，当温度升到所预置的温度后，仪器马上开始自动恒温。待温度恒定20min左右时，仪器可正常使用。

（6）如仪器不需外打循环水时，可将水泵两边的水嘴用胶管连接，按下泵源开关，工作室内液体开始搅拌，确保工作室温度均匀。

（7）当试验温度低于室内温度时，可将仪器上的冷凝器与自来水接通，进行降温（试验温度不能低于自来水温度，否则将无法控温）。

（四）注意事项

（1）使用水必须清洁干净。

（2）水槽必须注入液体后，方可开机，否则会损坏开机元件。

（3）仪器配用的电源插座必须有接地端，确保安全使用。

六、刺激装置

多种刺激因素，如光、电、温度、机械及化学因素都能使可兴奋组织产生生理反应，但实验生理学中应用最广泛的是电刺激。电刺激易于控制刺激参数，对组织没有损伤或损伤较小。在常用的刺激系统中，我们主要介绍电子刺激器和各种刺激电极。

（一）电子刺激器

电子刺激器是能够对机体和组织提供电刺激的仪器装置。刺激器的型号很多，价值差异也很大。随着计算机应用技术的发展，由计算机控制的程控刺激器的应用越来越广泛，在计算机上用鼠标就可任意调控刺激方式和参数，非常方便。

下面简单介绍刺激器的有关参数和控制方式。

1. 刺激方式

（1）单次刺激　也称手控刺激，即按动1次手动开关就输出1次刺激。

（2）连续刺激　是指电子刺激器按实验者设定的刺激参数连续输出刺激，可人为地控制刺激开始时刻和结束时刻。

（3）定时刺激　由定时器设定刺激时间，在设定的时间内由连续的刺激信号输出，达到设定的时间即停止刺激。

（4）串刺激　在每个刺激周期（主周期）中包含两个或两个以上的刺激脉冲，也称为一串脉冲。这些脉冲的个数和间隔在主周期内可以调节，而脉冲的幅度彼此相等。

2. 刺激参数

（1）刺激强度　一般以刺激脉冲的电压幅度表示，通常设粗调和细调。

（2）刺激波宽　单个脉冲（方波）高电平的持续时间，即刺激的持续时间，波宽可在 $0.1 \sim 1000 ms$ 调节。

（3）刺激延时　指刺激器启动到刺激脉冲输出的延搁时间。延时的时间在一定范围内可以调节。

（4）刺激频率　是指相对于连续刺激而言，单位时间内所含主周期的个数，单位为赫兹（Hz），如4Hz、16Hz，也可直接用主周期的时间来表示，如 $0.25s$、$0.0625s$。

（5）刺激标记　输出与刺激频率相一致的脉冲，配合电磁标在记录纸上留下刺激记录。

3. 刺激器使用方法

（1）连接好电源线、刺激输出线、刺激电极、地线。

（2）按实验要求选择刺激方式和刺激参数。

（3）将电极平稳地放在受刺激标本上，保证电极与标本良好接触。

（4）启动刺激输出开关进行刺激，刺激完毕后关闭输出开关，停止刺激。

（二）电极

电极是连接测量系统和生物体不可缺少的元件。采集生物电信号时需要合适的电极，电极的性能优良与否，电极的类型选择是否适合将直接影响电信号的采集结果。

1. 电极的种类

电极的种类很多。根据安放的位置，可分为体表电极、皮下电极及植入电极；根据电极形状，可分为板状电极、针状电极、螺旋电极、环状电极；根据电极的粗细，可分为粗（宏）电极与微电极；根据制作材料，可分为金属电极、玻璃电极、乏极化电极等。在生物电信号的引导中，常根据各种实验的不同要求选用不同类型的电极。

2. 常用的电极

普通电极是用不锈钢或白金制成的，柄部用不导电的塑料制成。电极裸露的称刺激电极，用以与组织接触而施加刺激。电极三面被塑料包裹，一面裸露，前端成钩状的称保护电极。保护电极用于刺激在体神经干，以保护周围组织免受刺激。微电极是用于测量细胞生物电活动的微型电极，有金属微电极和玻璃微电极两种类型。刺激电极和保护电极是常用的电极。

七、换能器

换能器是指将一种能量形式转变为另一种能量形式的装置。换能器可将非电性质的生理信号，如机械、声、光、磁以及温度等能量形式转变为电信号。然后将这种电信号经过前置放大器放大，显示或记录在示波器或记录仪上。换能器的种类很多，如张力换能器、压力换能器、光电换能器、声电换能器以及温度换能器等。本书介绍前两种换能器。

（一）张力换能器

张力换能器是由传感器和调节箱构成一个电桥，电桥可将微弱的张力变化转变为电信号。传感器是由两组应变片组成，两组应变片（R_1、R_2 及 R_3、R_4）分贴于悬梁臂的两侧，两组应变片中间连一可调电位器与一个三伏电源组成一套桥式电路如图1-13所示。当外力作用于悬梁的游离受力点，使之作轻微位移时，则一组应变片中一片受拉、一片受压，电阻向正向改变，而另一组则变化相反，使电桥失去平衡，即有电流输出，此电流经过放大输入示波器或记录仪。应变元件的厚度与承受力的大小有关，根据所测生理机械力的大小，可采用不同上限量程的张力换能器。

在使用换能器时将肌肉一端固定，一端按肌肉自然长度悬于换能器的受力点上，然后将换能器的输出与生理记录仪相接通。

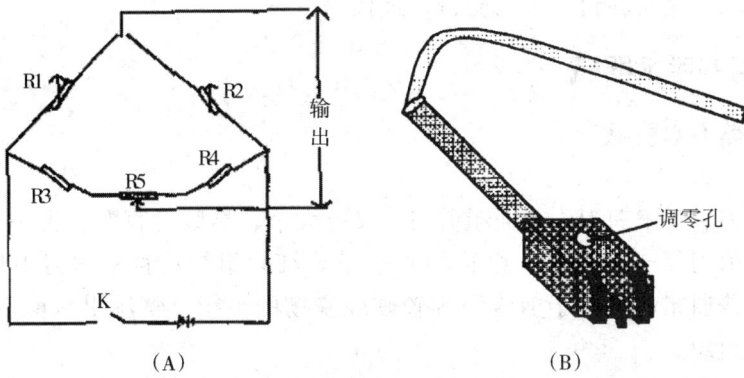

图 1 – 13　张力换能器的原理图（A）及外形图（B）

（二）压力换能器

压力换能器将容量的变化转换为电能，此仪器的两组应变片是贴于一弹性管壁上，如图 1 – 14 所示组成桥式电路。换能器（图 1 – 15）的头部用透明罩密封，使用时内部充满生理盐水，从排气孔排出所有气泡，然后夹闭。另一嘴为压力传送嘴，接通血管套管，当压力传送嘴与血管接通时，压力传至弹性扁管，使应变片变形，输出电流改变。

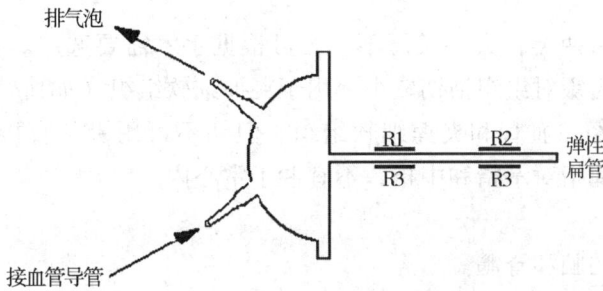

图 1 – 14　压力换能器的原理图

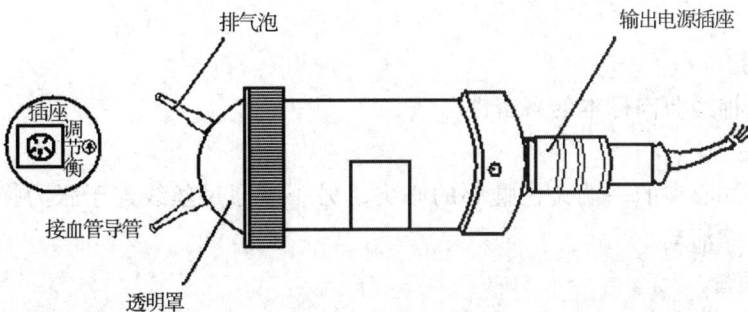

图 1 – 15　压力换能器的外形

八、动物固定器材

为了便于进行实验，对清醒动物或麻醉动物需先进行固定。常用固定器材有犬固定架、兔固定箱、兔实验台、犬实验台、蛙板等。

九、常用的手术器械

(一) 蛙类手术器械

1. 剪刀

有眼科剪刀、手术剪刀、普通粗剪刀。又有大小、类型（直弯、尖头及圆头）、长短之分。眼科剪刀用于剪神经、血管和心包膜等细软组织；直手术剪刀用于剪皮肤、肌肉等组织；普通粗剪刀用于剪骨骼等较硬或坚韧的组织。禁用眼科剪刀剪皮肤、肌肉或骨等粗硬组织。

持剪的方法是以拇指和无名指分别插入剪柄的两环，中指放在无名指指环前面的外方柄上，示指轻压剪柄和剪刀交界处（图1-16）。

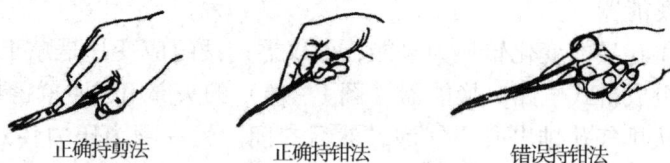

正确持剪法　　　正确持钳法　　　错误持钳法

图1-16　持剪刀（或钳）的方法

2. 镊子

分为有齿和无齿两类，大小长短不一，可根据手术需要选用。有齿镊用于夹捏骨头和剥脱蛙皮；无齿镊对组织损伤较小，用于夹捏细软组织（如血管、黏膜）或敷料；眼科镊用于分离神经、血管和夹捏细软组织。但切不可用镊子直接夹捏或牵提神经、血管。执镊方法用拇指对示指和中指，不宜握于掌心内。

3. 金属探针

用于破坏蛙类的脑和脊髓。

4. 玻璃钩

用于分离神经和血管等组织，有直头和弯头，尖端圆滑。不可用力过猛，以防折断。

5. 铜锌弓

用于检查神经肌肉标本的兴奋性。

6. 蛙心夹

使用时将蛙心夹的一端夹住蛙心的心尖，另一端通过丝线连于张力换能器上，以描记心脏的舒缩活动。

7. 蛙心插管

有斯氏和八木氏插管两种。斯氏蛙心插管用玻璃制成，尖端插入蟾蜍或蛙的心室，突出的小钩用于固定离体心脏，插管内充满营养液。

8. 蛙板

约为15cm×20cm的木板或玻璃板，用于固定蛙类，以便进行解剖和实验。为减少损伤，制备神经肌肉标本最好在清洁的玻璃蛙板上操作。

9. 滑轮

用来改变力的方向，多用于张力换能器和实验标本之间的连接。

（二）兔手术器械（哺乳类手术器械）

1. 手术刀

用于切开皮肤和脏器。常用手术刀由刀片和刀柄组成。根据手术的部位和性质，可以选用大小、形状不同的手术刀片。刀片宜用止血钳夹持安装，避免割伤手指。刀柄一端为一良好的钝性分离器，可以用于分离组织，或用以显露手术野深部。常用的执刀方法有4种（图1-17）。

（1）执弓式 是一种常用的执刀方式，动作范围广而灵活，用于腹部、颈部或股部的皮肤切口。

（2）握持式 用于用力较大、切口范围较广的切口，如切开较长的皮肤、截肢等。

（3）执笔式 用于用力轻柔而操作精巧，小而精确的切口，如解剖神经、血管，做腹膜小切口等。

（4）反挑式 使用时刀口朝上，常用于向上挑开组织，以免损伤深部组织。

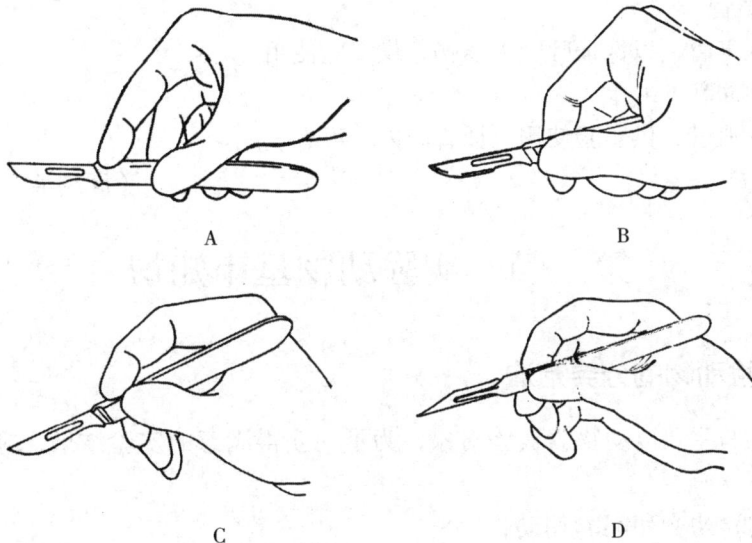

图1-17 执手术刀的方法
A执弓式 B握持式 C执笔式 D反挑式

2. 剪刀

弯形剪刀用于剪毛，其余同蛙类手术器械。

3. 镊子

同蛙类手术器械。

4. 止血钳

主要用于钳夹血管或出血点，以达到止血的目的。也用于分离组织、牵引缝线、把持或拔出缝针等。执钳的姿势与执手术剪的姿势相同（图1-16）。开放止血钳的手法是：利用已套入止血钳环口的拇指与无名指相对挤压，继而以旋开的动作开放止血钳。

止血钳按手术所需，分直、弯、有齿、无齿、长柄、无损伤以及大中小等各类型。例如，直止血钳/无齿止血钳主要用于手术浅部止血，也可用于浅部的组织分离；有齿止血钳主要用于强韧组织的止血、提起切口处的皮肤等；弯止血钳主要用于手术深部组织或内脏止血；蚊式止血钳适用于分离小血管及神经周围的结缔组织及小血管止血。

5. 持针器

持针器的头端较短，口内有槽。执持针器的姿势与执手术剪略同，但为了缝合方便，仅用手握住其环部即可，不必将手指插入环扣中。

6. 缝针

有大小、直弯、圆三角之分。圆针用于内缝组织，三角针用于缝合皮肤。

7. 动脉夹

用于阻断动脉血流。

8. 玻璃钩

同蛙类手术器械。

9. 气管插管

用以插入气管，以保证呼吸道通畅，供实验使用。

10. 血管插管

用以插入血管，供实验使用，插管腔内不可有气泡。

（徐静华　温慧敏）

第三节　实验动物基本知识

一、实验动物的分类方法

生理学实验主要以动物为实验对象，为了能获得满意的实验结果，应对动物品系特性有所了解。

（一）实验动物和实验用动物

实验动物是指经人工培育，遗传背景明确，来源清楚，对其携带微生物实行控制，可用于科学实验、药品、生物制品的生产和检定及其他科学研究的动物。最常用的实验动物有无脊椎动物和脊椎动物。其中哺乳类动物中最常用的有大鼠、小鼠、豚鼠、兔、犬、猫和灵长类动物等。

实验用动物是指一切能用于科学实验的动物，其中除实验动物外，还包括野生动物、经济动物（家畜、家禽）和观赏动物（宠物）。

区别实验动物与实验用动物，不仅具有实践意义，而且具有理论意义。

（二）实验动物分类方法

1. 按用途分类

常用的实验动物在脊椎动物中有鱼类、两栖类、爬行类、哺乳类动物；在无脊椎动物中有原生动物、空肠动物、节肢动物（特别是各种昆虫）。

2. 按遗传学控制原理分类

按遗传控制原理、基因纯合程度，可将实验动物分为近交系、突变系、杂交群、封闭群4类。

（1）近交系 近交系动物是属于遗传上达到高度一致的动物群，一般称纯系动物。它是经过连续20代以上兄妹交配或亲子交配培育而成的品系。具有基因型相同、表现型一致的特点。

（2）突变系 突变系动物是具有特殊突变基因的品系动物，正常染色体基因发生突变，并具有各种遗传缺陷的品系动物。具有同样的遗传缺陷或病态。现已培育成的自然具有某些疾病的突变品系有：贫血鼠、肿瘤鼠、白血病鼠、糖尿病鼠、高血压鼠和裸鼠（无胸腺无毛）等。这些品系的动物大量应用于相应疾病的防治研究，具有重大的价值。

（3）杂交群 杂交群动物是两个近交品系动物间有计划进行交配获得的第一代动物，简称杂交一代动物（或F1代动物）。杂交一代动物具有基因型相同，个体相同，表现型变异低，适应性强，对照敏感以及分布广等特点，并具有双亲共有的遗传特性。但是杂交一代不能作为种用继续繁殖，F_2杂种将会出现遗传分离现象，作为实验动物的利用价值大为降低。

（4）封闭群 封闭群动物是指一个动物种群，在5年以上未从外部引进其他任何新血缘品系，是由同一血缘品系进行随意交配，并在固定场所保存繁殖的动物群。封闭群动物具有以下特点：群体遗传特异性保持相对稳定；个体具有杂合性，存在一定的差异；具有类似于人类群体遗传异质性的遗传组成；繁殖生产能力较强；生产成本低，生产量大，供应充足。我国已大量繁殖封闭群新西兰白兔和封闭群青紫蓝兔，可用于教学科研实验。

3. 按微生物学控制原理分类

根据对实验动物所带微生物控制范围的不同，把实验动物群体分为普通动物、清洁动物、无特定病原体动物及无菌动物和悉生动物。

（1）普通动物 又称一级动物，是微生物控制要求中最低的一个级别的动物，要求不带有动物烈性传染病和人畜共患病病原。普通动物对实验的反应性较差，实验结果不可靠，仅可供教学示范及作为预试验之用。普通动物饲养于开放环境设施中，饲喂全价饲料，饮水应符合城市饮水卫生标准。

（2）清洁动物 又称二级动物，是指来源于剖腹净化，饲养在半屏障环境设施系统中，动物体内外不携带人畜共患的病原体或动物传染病病原体的动物。同时，还不应携带对动物危害大和对科学实验干扰大的病原体。清洁动物外观健康无病，主要器官组织在病理组织学上不得有病变发生。清洁级动物是我国自行设立的一种等级动物，这类动物适宜于作短期、中期对带菌要求不严格以及免疫系统无抑制作用的实验研究，其敏感性和重复性较好。清洁动物必须饲养于半屏障环境中或屏障环境中。饲料、饮水、垫料、笼具等均需消毒。

（3）无特定病原体动物（简称SPF动物） SPF动物又称三级动物，除不带有普通动物、清洁动物应排除的病原外，还应排除有潜在感染或条件性致病的病原，以及对科学实验干扰大的病原。这类动物是目前国际公认的标准级别的实验动物，适合于做所有的科研实验。SPF 动物必须饲养于屏障环境中。饲料、饮水、垫料、笼具等均需灭菌。操作人员必须严格执行操作规程。SPF 动物来源于无菌动物或悉生动物。

（4）无菌动物和悉生动物　属四级动物。无菌动物是指动物体内外无任何微生物和寄生虫的动物。这种动物在自然界中是没有的，它是经人工剖腹净化培育出来的。悉生动物又称已知菌动物，是指其体内携带的微生物是经人工有计划投给的已知菌或动物生存必需菌。根据投饲菌的菌种数，可分为单菌动物、双菌动物和多菌动物。通常把无菌动物和悉生动物分别放在隔离环境下饲养。饲料、饮水、垫料、笼具等必须严格灭菌，确保无菌。

无菌动物和悉生动物适合于做一些特殊的研究试验，如病原研究、微生物之间关系研究、宿主与微生物之间关系研究、营养与代谢、抗肿瘤研究等。

（三）生理学实验常用实验动物

1. 青蛙或蟾蜍

均属于两栖纲，无尾目。两栖类为变温动物，皮肤光滑湿润，有腺体而无鳞片。心脏有两个心房，一个心室，心房心室区分不明显，动静脉血液混合。其心脏在离体情况下仍可节律性搏动较长时间，可用来研究心脏的生理功能和药物对心脏的作用等。蛙腿坐骨神经和腓肠肌可用来观察外周神经的生理功能及各种刺激或药物对外周神经、横纹肌或神经肌肉接头的作用。蛙舌与肠系膜可用于观察炎症反应和微循环变化。

2. 小鼠

哺乳纲、啮齿目、鼠科，其应用范围遍及生物医学研究的各个领域，如药物的筛选实验、药物的毒性实验、肿瘤研究、微生物寄生虫病研究等，是各类科研实验中用途最广的动物。

3. 大鼠

哺乳纲、啮齿目、鼠科，是医学上最常用的实验动物之一，可用于生理学、病理学、营养学、药理学、毒理学、肿瘤学等的研究。观察药物抗炎作用时，常利用大鼠的踝关节进行实验。

4. 豚鼠

哺乳纲、啮齿目、豚鼠科，又名天竺鼠、荷兰猪。豚鼠对组胺敏感，并易于致敏，故常用于感染和变态反应试验，如抗过敏药、平喘药和抗组胺药的实验。

5. 兔

哺乳纲、兔形目、兔科。品种很多，常用的有青紫蓝兔、中国本地兔、新西兰兔、大耳白兔等。兔是生理学教学实验中最常用的动物之一。耳大，血管清晰，便于静脉注射和取血。可用于血压的测定、呼吸调控的研究、尿液的生成等多种实验。因其体温变化较敏感，也常用于体温实验及热原检查。

6. 猫

哺乳纲、食肉目、猫科。猫的血压比较稳定，较大鼠、兔等更接近于人，且与人基本一致，故可用于循环生理研究。

7. 犬

哺乳纲、食肉目、犬科，是医学实验中最常用的大动物。血液、循环、消化和神经系统均很发达，与人类较接近。适用于生理学、药理学、毒理学和药物代谢等研究。但由于价格较昂贵，在教学实验中不如中小动物常用。

二、选择实验动物的基本原则

为保证动物实验研究中使用最适宜的实验动物，应遵循以下原则选择动物。

（一）相似性原则

相似性原则是指利用动物的某些与人类相似的特性选择动物。在可能的条件内，应尽量选择在结构、功能、代谢方面与人类相近的动物做试验。研究者可从以下方面将不同实验动物与人类进行比较，充分了解其间相似性和不同点。

1. 组织结构方面

哺乳动物之间，有许多组织结构上的相似点，因而其生命功能基本过程也很相似。如猪的皮肤组织结构与人类的相似，其上皮再生、皮下组织、烧伤后的内分泌及代谢等也类似人类，故选用小型猪做烧伤实验研究较为理想。

2. 系统功能方面

许多动物各系统的功能与人类是相似的，如犬具有发达的血液循环和神经系统，在毒理方面的反应和人类也比较接近，适于进行实验外科学、营养学、药理学、毒理学、行为学等方面的研究。

3. 生理特性方面

许多哺乳类动物与人类一样，其心率、呼吸频率、体温三者成正比关系。发热时，心率和呼吸频率都增加，如猴、猪、羊等。鸟类的体温比哺乳类的高。恒温动物的体温昼夜有一定变动范围，变动情况与行为类型有关。

4. 繁殖特性方面

哺乳类动物与人类一样，性成熟、妊娠期和寿命一般是成比例的。寿命越长，妊娠期越长，性成熟越晚。

5. 解剖特性方面

（1）骨骼构成方面　许多动物与人类一样，形成躯干的椎骨有颈椎、胸椎、腰椎、骶椎、尾椎。

（2）脏器构成方面　脑的重量与神经系统的发达程度成正比，灵长类特别大。消化系统的器官重量各种动物之间以及与人类之间没有很大差异，而呼吸、循环系统的器官重量差异较大，运动量越大的动物越重。

（3）脏器形态方面　不同动物之间肝的分叶方式也存在差异。啮齿类动物肝的构成最为复杂。脑的形态方面，越是低等动物嗅球所占的比例越大，越是高等动物嗅球功能越弱。心脏形态方面，两栖类、爬行类有2个心房和1个心室，鸟类、哺乳类有2个心房和2个心室。在形态和功能上，与人的心脏最类似的动物是犬。

6. 疾病特点方面

实验动物有许多自发或诱发性疾病，能局部或全部地反映与人类类似疾病过程与特点，可用于研究相关的人类疾病。如突变系 SHR 大鼠，其自发性高血压的变化与人类相似，并伴有高血压性心血管病变，如脑血栓、梗死、出血、肾硬化等症状。

（二）特殊性原则

特殊性原则是指利用不同种系实验动物机体存在的特殊构造或某些特殊反应选择解剖、生理特点符合实验目的和要求的动物。有时这种选择是保证实验成功的关键。

兔颈部的交感神经、迷走神经和主动脉减压神经分别存在，独立行走，要观察减压神经对心脏作用时，需选用兔。大鼠肝脏再生能力很强，切除60%~70%肝叶仍有再生能力，很适合肝外科实验研究。但是，大鼠没有胆囊，因而不能用来做胆囊功能研究的实验，但适用于胆管插管手术。大鼠的踝关节对炎症十分敏感，适于多发性关节炎和化脓性淋巴腺炎的研究。兔对体温变化十分敏感，易产生发热反应，且反应典型、恒定，适于发热、解热和检查致热原的研究。豚鼠易于致敏，适于做过敏性实验研究。豚鼠血清中补体含量多，效价高，常用于免疫学和生物制品的研究。兔和猫属典型的刺激性排卵动物，只有经过交配刺激，才能排卵，因此，兔和猫是避孕药研究的常用动物。

（三）标准化原则

标准化原则是指选用与实验设计、技术条件、实验方法等条件相适应的标准化的实验动物。

选择何种遗传群动物，应根据不同的课题内容而定。

选择何种微生物等级的实验动物，也应根据各级动物的特点，结合课题研究的水平、内容及目的而定。一般而言，普通动物用于研究所获得的实验结果的反应性差，故主要用于生物医学示教或为某项研究进行探索方法的预试验。清洁动物是目前国内科研工作主要要求的标准实验动物，适用于大多数科研实验。SPF动物适用于所有科研实验、生物制品生产及检定，是国际公认的标准实验动物。涉及具有国际交流意义的重大课题，最好选用SPF动物。无菌动物是一种超常生态模型，既能排除微生物对背景的干扰，又减少了免疫功能的影响，适用于特殊研究目的，如微生物与宿主、微生物间的相互作用等方面的研究。

（四）规格化原则

规格化原则是选择与实验要求一致的动物规格。由于动物对外界刺激的反应存在着个体差异，选择时，除了注意动物的种类及品系外，还应考虑到动物的年龄、体重、性别、生理及健康状况等。

（五）经济性原则

经济性原则是指尽量选用容易获得、价格便宜和饲养经济的实验动物。

三、实验动物的抓取与固定

抓取和固定是动物实验操作中一项最基本的技术，所有的动物实验都要涉及。为了不损害动物的健康，不影响观察指标，防止被动物咬伤，保证实验顺利进行，必须掌握合理的抓取固定实验动物的方法。

（一）青蛙和蟾蜍

用左手握住动物，以示指按压其头部前端，拇指按压背部。如需捣毁脑和脊髓，右手持金属探针从相当于枕骨大孔处垂直刺入，然后向前通过枕骨大孔处刺入颅腔，左右搅动充分捣毁脑组织。然后将探针抽回至进针处，再向后刺入脊椎管，反复提插捣毁脊髓。固定时，将其用大头针固定在蛙板上。

（二）小鼠

捉取时用右手抓取小鼠尾，将小鼠放在笼盖（或表面粗糙的物体）上，轻轻向后拉鼠尾。然后在小鼠向前爬行时，用左手（熟练者也可用同一只手）拇指和示指捏住其两耳和颈后部皮肤，再用无名指、小指和手掌心夹住背部皮肤和尾部，并调整好动物在手中的姿势。多用于灌胃以及肌肉、腹腔和皮下注射等实验。需做解剖、外科手术等实验时，小鼠固定在小鼠固定板上。需取尾血或进行尾静脉注射时，可将小鼠装入有机玻璃或金属制的小鼠固定盒内。

（三）大鼠

抓取时，右手抓住鼠尾基部（注意不能捉提其尾尖，因为尾尖皮肤易于拉脱）将大鼠放在粗糙面上，左手戴好防护手套，迅速将拇、示指插入大鼠的腋下，虎口向前，其余三指及掌心握住大鼠身体中段，并将其保持仰卧位，然后调整左手拇指位置，紧抵在下颌骨上（但不可过紧，否则会造成窒息）。用于手术的大鼠用固定板固定，方法与小鼠的相似，但为防止大鼠苏醒时咬伤人和便于颈、胸部等实验操作，应用棉线牵引大鼠两上门齿，固定头部。颅脑部位的实验操作可使用立体定位仪进行头部固定。

（四）豚鼠

豚鼠一般不易伤人。抓取时，先用手掌扣住豚鼠背部，抓住其肩胛上方，拇指、示指环扣颈部，另一只手托住臀部。也可用纱布将豚鼠头部轻轻盖住，操作人员轻轻抓住其背部或者让其头部钻到实验人员的臂下，然后进行实验操作。固定方法和大鼠基本相同。

（五）兔

兔较温顺。其爪较尖利，应防止被抓伤。抓取时一手抓住其颈背部皮肤，轻轻将兔提起，另一手托住其臀部。特别注意不能只提兔双耳或双后腿，也不能仅抓腰或提背部皮毛，以避免造成耳、肾、腰椎的损伤或皮下出血。固定方法可根据实验需要而定，如做兔耳血管注射时，可用兔盒固定；如进行手术操作，需将兔麻醉后置于固定台上，四肢用粗棉绳绑住，拉直四肢，将绳绑在兔固定台四周的固定点上，头以固定夹固定或用一根粗棉绳牵引兔门齿系在固定台铁柱上。

（六）猫

抓取时，需耐心、谨慎。先向猫温声和气打招呼，然后伸进一只手，由头至颈轻轻地抚摸，抓住肩背皮肤，将猫从笼中拖出来，用另一只手抓住腰背部皮肤，就可将猫抓住。对于性情凶暴的猫，可用布袋或网捕捉。在抓取过程中为避免猫的利爪和牙齿伤人，操作时应戴手套。猫的固定方法基本同兔。

（七）犬

对未经驯服和调教的圈养犬抓取时，可用特制的长柄铁钳固定犬的颈部，或用长柄铁钩勾住犬颈部项圈，由助手将其嘴缚住。对经驯服的犬，可从侧面靠近轻轻抚摸其颈背皮毛，用手将其抱住，由另一人用布带缚其嘴。或用皮革、金属丝或棉麻制成的口网，套在犬口部，并将其附带结于耳后颈部，防止脱落。进行体检、灌胃、取血、注射等实验操作时，将已驯服的犬拉上固定架上，将犬头和四肢绑住，再用粗棉带吊起犬的胸部和下腹部，固定在架的横梁上。进行手术操作时，将麻醉后的犬放在实验台上，解去绑嘴的绷带，先固定头部后固定四肢，固定的姿势一般采用仰卧位和腹卧位。仰卧位常用于颈、胸、腹、股等部位的手术操作，腹卧位常用于背、脑、脊髓的手术操作。

四、实验动物的给药途径与方法

在动物实验过程中，应根据不同的实验目的、动物种类、药物类型、药物剂量来决定动物的给药途径与方法。

动物的给药方法主要分为注射法和投入法两种。注射法又分为皮下注射、肌肉注射、腹腔注射、脑膜下注射、脑内注射、胸腔内注射、腰椎内注射、静脉注射、关节腔注射和心内注射。投入法又可分为鼻腔内投入、胃腔内投入、肠管内投入、气管内投入和经口投入。

本书重点介绍小鼠、大鼠、兔的给药途径和方法。

（一）小鼠的给药途径和方法

1. 灌胃（i. g.）

左手固定小鼠，右手持灌胃器，经口角插入口腔，再将灌胃针沿上腭壁缓慢插入食管 3~4cm，通过食管的膈肌部位时略有抵抗感。如动物安静呼吸无异常或回抽针栓而无空气被抽回，即可注入药液。否则应抽出灌胃针重新插入。一次灌注药量 0.1~0.3ml/10g 体重。如药液误入气管内，动物会立即死亡。

2. 皮下注射（s. c.）

小鼠皮下注射时，通常选用颈背部皮肤。操作时，先用酒精棉球消毒需注射部位的皮肤，再将皮肤提起，使注射针头与皮肤成一定角度刺入皮下。进针后，若针尖很容易摆动表明已刺入皮下。然后轻轻抽吸，如无回流物就缓慢注射药物。注射完毕后，缓慢拔出注射针，轻按针孔片刻以防止药液外漏。小鼠皮下一次注射量为 0.5~1.0ml/只。

3. 皮内注射（i. d.）

小鼠皮内注射通常选用背部脊柱两侧的皮肤。操作时，先将注射部位及其周围的被毛剪去，消毒后，用左手将皮肤捏成皱襞，右手持有 5 号针头的注射器，使针头与皮肤呈 30°角刺入皮下，然后将针头向上挑起并稍刺入，即可注射。注射后，可见皮肤表面鼓起一小丘。注射后 1min 再拔出针头，否则药液会从针孔漏出。通常小鼠皮内一次注射量不超过 0.05ml。雄性小鼠比雌性小鼠皮肤紧密，注射难度较大。

4. 肌内注射（i. m.）

由助手抓住小鼠，操作者用手抓住小鼠一侧后肢，另一只手取连有 6 号针头的注射器，将针头刺入大腿外侧肌肉，将药液注入。小鼠一侧药量不超过 0.1ml。

5. 腹腔注射（i. p.）

固定好动物，将注射器的针头刺入皮肤。进针部位是距离下腹部腹中线稍向左或向右 1mm 的位置。针头到达皮下后，继续向前进针 3～5mm，再以 45°角刺入腹肌，针尖通过腹肌后抵抗力消失，有落空感。固定针尖，缓缓注入药液。为避免刺破内脏，可将动物头部放低，尾部提高，使脏器移向横膈处。一般用 5 号针头，一次注射量为 0.1ml/10g 体重。

6. 静脉注射（i. v.）

小鼠一般采用尾静脉注射法。小鼠尾部血管中有四根十分明显：背腹各有一根动脉，两侧各有一根静脉。两侧尾静脉比较容易固定。操作时，先将动物固定在固定器内或扣烧杯中，使尾巴外露，尾部用 45℃～50℃ 的温水浸泡半分钟或用 75% 酒精擦拭使血管扩张，并可使表皮角质软化，以左手示指和中指捏住鼠尾上下，使静脉充盈，用无名指从下面托起尾巴，以拇指和小指夹住尾巴的末梢，右手持注射器，使针头与静脉平行（小于 30°），从尾上四分之一处（约距尾尖 2～3mm）进针，刺入后先缓注少量药液，如无阻力，表示针头已进入静脉，可继续注入。一般推进速度为每秒 0.05～0.10ml，一次注射量为 0.05～0.25ml/10g 体重。注射完毕后把尾巴向注射侧弯曲以止血。如需反复注射，应尽可能从尾末端开始，以后向尾根部方向移动注射。

7. 脑内注射（i. c.）

将小鼠额部消毒。操作者用左手拇指及示指抓住鼠两耳和头皮并固定好动物，右手用套有塑料管、针尖露出 2mm 长的 5 号针头，直接由额部正中刺入脑内，注入药液或接种物。另一种注射方法是，将小鼠用乙醚轻度麻醉，使注射器和额顶颅骨大约保持 45°角，在中线外侧 2mm 处刺入注射针。一次注射量为每只 0.02～0.03ml。此法常用于微生物学动物实验，将病原体等接种于被检动物脑内，观察接种后的各种变化。

（二）大鼠的给药途径和方法

1. 灌胃

大鼠灌胃方法与小鼠相同。

2. 皮下注射

大鼠皮下注射时，通常选在背部、侧下腹部或后腿皮肤处。操作方法与小鼠相同。一次注射量不超过 1.0ml/100g 体重。

3. 皮内注射

大鼠皮内注射通常选用背部脊柱两侧的皮肤。操作方法与小鼠相同。可用 4 号针头。大鼠一次注射量为 0.1ml。雄性大鼠比雌性大鼠皮肤紧密，注射难度较大。

4. 肌内注射

大鼠肌内注射方法与小鼠相同。大鼠肌注用 5 号针头，一侧用药量不超过 0.5ml。肌内注射一般选择股二头肌肉注射，但应避免伤及坐骨神经，否则会导致后肢瘫痪。

5. 腹腔注射

大鼠腹腔注射方法与小鼠相同。大鼠的一次注射量为 1.0～2.0ml/100g 体重。

6. 静脉注射

（1）尾静脉注射　大鼠尾部血管与小鼠情况类似，注射手法也相似。一般推进速度为每秒 0.05～0.1ml，一次注射量为 0.5～1.0ml/100g 体重。如需反复注射，应尽可能从末端开始，以后向尾根部位方向移动注射。

（2）舌下静脉注射　大鼠舌下静脉粗大，可用于给药。注射时，先麻醉大鼠，再拉出舌头，找到舌下静脉，直接注入药液。

7. 脑内注射

大鼠脑内注射方法与小鼠相同。

（三）兔给药途径和方法

1. 灌胃

助手坐于椅子上，将兔的身体夹于两腿之间，左手紧紧抓住双耳固定头部，右手抓住两前肢固定前躯。操作者将开口器横插入兔上下颌之间，转动开口器将兔舌转出口外并压住，然后将 14 号导尿管经开口器中央孔，沿上腭壁慢慢插入 15～18cm。将导尿管外口端放入清水中，如有气泡逸出，说明导尿管插入了气管中，应抽出重插；如无气泡逸出，证明已完全插入胃中。为保证管内药液全部进入胃内，药液推完后再注入清水 10ml，随后捏闭导尿管外口，抽出导尿管，取出开口器。兔一次的最大灌胃量为每只 80～150ml。

另一种灌胃的方法是将兔固定在木制的固定盒内，左手虎口卡住并固定兔嘴，右手取 14 号细导尿管，由右侧唇裂（避开门齿），将导尿管慢慢插入，或将开口器横插入兔上下颌之间，固定兔舌，然后导尿管经开口器中央孔，沿上腭壁慢慢插入。如插管顺利，动物不挣扎。插入约 15cm 时，已进入胃内，将药液注入。

2. 皮内注射

兔皮内注射一般选用背部脊柱两侧皮肤。进行注射前应先将毛除尽，注射方法与大、小鼠相同。当药液进入皮内时，可见到注射部位皮肤表面马上会鼓起，形成小丘疹状隆起的小包，同时因注射部位局部缺血，皮肤上的毛孔极为明显。此小包如不很快消失，则证明药液注在皮内，注射正确。为保证药物不外漏，注射后 5min 再拔出针头。兔一次给药量为每只 1.0～3.0ml。

3. 皮下注射

兔的皮下注射一般选用背部和腿部皮肤。注射方法同大、小鼠，一般用 6 号针头。兔一次给药量为每只 1.0～3.0ml。

4. 肌内注射

兔的肌内注射一般适用臀部肌肉。注射时，助手右手抓住两前肢，左手抓住两后肢，固定好动物。操作者将臀部注射部位被毛剪去，酒精棉球消毒后，右手持带 6 号注射针注射器，使注射针与肌肉成 60°角，一次刺入肌肉中。注射药液之前，要先回抽针栓，如无回血则可注入药液。

5. 腹腔注射

兔进行腹腔注射时，让助手固定好兔，使其腹部朝上、头低腹高。操作者用酒精消毒注射部位，右手将注射针（5 号）在距兔后腹部的腹白线左侧或右侧离开 1.0cm 处刺入皮下然后再使针头向前推进 5～10mm，再以 45°角穿过腹肌，固定针头，缓缓注入药液。

6. 静脉注射

兔一般采用耳缘静脉注射。注射时，固定好兔，操作者将注射部位的毛拔去并用酒精棉球涂擦。用左手示指和中指夹住静脉近心端，拇指绷紧静脉远端，无名指及小指垫在下面，再用右手指轻弹或轻揉兔耳，使静脉充分暴露。然后用右手持装有6号针头的注射器，从静脉远心端刺入血管内。如推注无阻力、无皮肤隆起发白，即可移动手指固定针头，缓慢注入药液。拔出针头时要用棉球压迫针眼并持续数分钟，以防出血。

7. 关节腔内注射

将兔麻醉后仰卧固定于兔固定台上。剪去关节部被毛，消毒后用左手从下方和两旁将关节固定，在髌韧带附着点外上方约0.5cm处进针。针头从上向下后方倾斜刺进，直至针头遇阻力变小为止，然后针头稍后退，以垂直方向推到关节腔中。针头进入关节腔时，通常有好像刺破薄膜的感觉，表示针头已进入关节腔中，即可注入药物。

8. 直肠给药

由助手使兔蹲卧在实验台上，以左臂及左腋轻轻按住兔头及前肢，以左手拉住兔尾，露出肛门，并用右手轻握后肢。操作者在灌肠用胶皮管或14号导尿管头部涂上凡士林，将胶皮管或导尿管对准肛门，缓慢插入。深度约为7～9cm。胶皮管插好后，将注射器与胶皮管套紧，注入药液。药物灌入后，需抽吸生理盐水将胶皮管内的药液全部冲入直肠内。药液灌完，将胶皮管在肛门内保留一会，然后再拔出。

五、动物的麻醉方法

麻醉就是用物理或化学的方法，使动物全身或局部暂时痛觉消失或痛觉迟钝，保障动物的安全，使动物在实验中服从操作，以利于进行实验。

（一）麻醉的类型与方法

实验动物的麻醉可分为全身麻醉、局部麻醉和椎管内麻醉。

1. 全身麻醉的方法

麻醉药物经呼吸道吸入或静脉、肌肉注射，产生中枢神经系统抑制，呈现神志消失，全身不感疼痛，肌肉松弛和反射抑制现象，这种方法称全身麻醉。全身麻醉的方法常用的主要有吸入麻醉和非吸入麻醉。

（1）吸入麻醉 吸入麻醉是将挥发性麻醉剂或气体麻醉剂，由动物经呼吸道吸入体内从而产生麻醉效果的方法。吸入麻醉药物常见的有乙醚、安氟醚、三氟乙烷等。多选用乙醚作麻醉药。特别适用于中、小型动物进行全身麻醉。

大鼠、小鼠的乙醚麻醉：将含有乙醚的棉球或纱布放入大烧杯内，将动物放入，用塑料薄膜和绳封口。开始时动物出现兴奋，继而出现抑制，自行倒下。当动物角膜反向迟钝、肌肉紧张度降低时，即可取出动物。如果动物逐渐开始恢复肌肉紧张（重新挣扎），则重复麻醉一次，待平静后即可进行实验。若实验时间长，可先将动物固定在实验台上，将含有乙醚的棉球或纱布靠近其鼻部。在实验过程中，应适时追加乙醚吸入量，以维持其麻醉的深度和时间。

兔的乙醚麻醉：将乙醚倒在棉花或纱布上，放入麻醉瓶内，然后将兔投入，盖紧瓶塞。经过1～2min左右，动物逐渐麻痹，失去运动能力，表明已进入麻醉状态，约4～6min可将动物麻醉。当发现其倾斜后仍不能站立而跌倒，则说明已进入深度麻醉期，立即取出兔。此时肌肉松弛，四肢紧张性明显降低，角膜反射迟钝，皮肤痛觉消失，可实施手术。

犬的乙醚麻醉：首先将犬嘴用绳绑牢固，然后根据犬的大小，选择合适的麻醉口罩，将沾有乙醚的纱布或棉花放入口罩中。一人用手固定犬的前后肢，另外一人用膝顶住犬的胸颈部，一手捏住头颈（但不能太用力，以防窒息），一手将口罩套在犬嘴上。开始麻醉时，乙醚用量可以多些，之后逐渐减少。犬吸入乙醚后，开始处于兴奋状态，出现挣扎，呼吸不规则，而后就会发现犬的呼吸逐渐平稳，肌肉紧张度逐渐消失，角膜反射迟钝，对皮肤刺激无反应。这说明犬已进入麻醉状态，应该除去犬嘴绑绳，开始实验。

（2）非吸入麻醉　非吸入麻醉是一种既简单方便，又能使动物很快进入麻醉期，而无明显兴奋期的方法。常采用注射方法，如静脉注射、肌肉注射、腹腔注射等。静脉注射、肌肉注射，多用于较大的动物，如兔、猫、犬等。腹腔注射多用于较小的动物，如小鼠、大鼠、豚鼠等。静脉注射的部位是：兔由耳缘静脉注入，犬由后肢静脉注入，小鼠、大鼠由尾静脉注入。肌肉注射的部位多选臀部。腹腔注射的部位约在腹腔后 1/3 处略靠外侧（避开肝和膀胱）。由于各种动物麻醉剂的作用长短、毒性的差别，注射时，一定要控制药物的浓度和注射量。给药几分钟后动物倒下，全身无力，反应消失，表明已达到适宜的麻醉效果，是手术最佳时期。手术中如果发现动物抽搐、排尿，说明麻醉过深，是死亡的前兆，应立即进行抢救。做完手术后，要注意保温，促使其清醒。

2. 局部麻醉的方法

局部麻醉药阻滞周围神经末梢或神经干、神经丛、神经节的冲动，产生局限性的麻醉区，称为局部麻醉。其特点是动物保持清醒，对重要器官功能干扰较轻，并发症少，是一种比较安全的麻醉方法。适用于大中型动物短时间的实验。

局部麻醉的方法有表面麻醉、局部浸润麻醉、区域阻滞麻醉以及神经干（丛）阻滞麻醉。

（1）表面麻醉　利用局部麻醉药的组织穿透作用，透过黏膜，阻滞浅表的神经末梢，为表面麻醉。常用麻醉药为利多卡因等，眼部用药点滴，鼻内用药涂敷，咽喉用药喷雾，尿道用药灌注。

（2）区域阻滞麻醉　在手术四周和底部注射麻醉药阻滞疼痛的传导，称区域阻滞麻醉。常用普鲁卡因。

（3）神经干（丛）阻滞麻醉　在神经干（丛）的周围注射麻醉药，阻滞其传导，使其支配的区域无痛苦，为神经干（丛）阻滞麻醉。常用利多卡因。

（4）局部浸润麻醉　沿手术切口逐层注射局麻药，阻滞组织中的神经末梢，称局部浸润麻醉。常用普鲁卡因。

3. 椎管内麻醉

在椎管内注射麻醉药，阻滞脊神经的传导，使其所支配的区域无疼痛，称椎管内麻醉。根据注射部位又分为蛛网膜下隙麻醉、硬脊膜外腔麻醉、骶管麻醉。多应用于大型动物。常用药物为普鲁卡因、利多卡因。

（二）麻醉药物

1. 巴比妥钠

巴比妥钠是最常用的一种动物麻醉剂。呈白色粉状，安全范围大，毒性小，麻醉潜伏期短，维持时间较长。既可腹腔注射，又可静脉注射，一般用生理盐水配制。一般给药应先一次推入总量的2/3，待观察动物的行为，若已达到所需的麻醉深度，则不一定全部给完所有药量。动物的状况，体质、年龄、性别也影响给药剂量和麻醉效果，因此，实际麻醉动物时应视具体情况对麻醉剂量进行调整。

2. 氯胺酮

是一种镇痛麻醉剂。为苯环己哌啶的衍生物，其盐酸盐为白色结晶粉末，溶于水，微溶于乙醇，pH 3.5~5.5。该麻醉剂注射后很快使动物进入浅睡眠状态，但不引起中枢神经系统深度抑制，一些保护性反射仍然存在，所以，麻醉的安全期相对高。它主要是阻断大脑联络路径和丘脑反射到大脑皮质各部分的路径，一般多用于犬、猫等动物的基础麻醉和啮齿类动物的麻醉。氯胺酮能迅速通过胎盘屏障，影响胎儿，所以应用怀孕的动物时必须慎重。

3. 水合氯醛

作用特点与巴比妥类药物相似，能起到全身麻醉作用，是一种安全有效的镇静催眠药。其副作用是对皮肤和黏膜有较强的刺激作用。麻醉量与中毒量很接近，安全范围很小。

4. 乌拉坦（氨基甲酸乙酯）

乌拉坦又名氨基甲酸乙酯，作用性质温和，易溶于水，对动物麻醉作用强大而迅速，安全范围大，多数动物实验都可使用，更适用于小动物麻醉。可导致较持久的浅麻醉，对呼吸无明显影响。优点是价廉，使用简便，一次给药可维持4~5h，且麻醉过程较平稳，动物无明显挣扎现象；缺点是苏醒慢，麻醉深度和使用剂量较难掌握。乌拉坦对兔的麻醉作用较强，是兔急性实验常用的麻醉药，对猫和犬则奏效慢，对大鼠和兔能诱发肿瘤，不宜用于长期存活的慢性实验动物的麻醉。使用时配成10%~25%溶液。若注射剂量过大，则可致动物血压下降，且对呼吸影响也很大。用此药麻醉动物时要注意对动物保温。

六、处死实验动物的方法

常用的方法有：颈椎脱臼法、空气栓塞法、放血法、断头法、药物法等。

处死动物时，尽量减少动物的痛苦，避免动物产生惊恐、挣扎、喊叫。采用容易操作的方法进行，尽可能地缩短致死时间。注意实验人员安全，特别是在使用挥发性、易燃易爆药物时，要远离火源，佩戴好口罩。

判定动物是否死亡，不仅要看呼吸是否停止，还要看神经反射、肌肉松弛等情况。

（一）颈椎脱臼法

颈椎脱臼法就是将动物的颈椎脱臼，使脊髓与脑断开，致使动物无痛苦死亡。颈椎脱臼法既能使动物很快死亡，又容易操作。而且，破坏脊髓后，动物内脏未受破坏，脏器可以用来取样。所以该方法被认为是一种很好的动物安乐死方法。颈椎脱臼法最常用于小鼠，也可用于大鼠、豚鼠、兔。

（二）空气栓塞法

空气栓塞法是将一定量的空气，由静脉推入动物循环系统内，使其发生栓塞而死。主要用于较大动物的安乐死，如兔、猫、犬等。操作时用注射器将空气急速注入静脉。一般兔、猫需要注入空气 10～20ml，犬需要注射 70～150ml。

（三）放血法

放血法是安乐死时常选用的方法之一，即一次性放出动物所有的血液，以致动物死亡的方法。采用此法，动物十分安静，痛苦少，同时对脏器无损伤，对活杀采集病理切片也很有利。放血法常用于小鼠、大鼠、豚鼠、兔、猫、犬等。

小鼠、大鼠可采用眼眶动、静脉大量放血致死。豚鼠、兔、猫可一次采取大量心脏血液致死。犬等大动物要先麻醉后放血，要使放血的切口保持通畅，一般在股三角区横切约 10cm 的口子，切断股动、静脉；或在颈部切断颈动脉放血。一般 5～6min 就会死亡。

（四）断头法

断头法是指用剪刀在动物颈部将其头剪掉，大量失血而死亡。死后脏器含血量少，便于采样检查。断头法适用于小鼠、大鼠等动物。

（五）药物法

1. 药物吸入

药物吸入是将有毒气体或挥发性麻醉剂，被动物经呼吸道吸入体内而致死。适用小鼠、大鼠、豚鼠等小动物。常用的气体麻醉剂有 CO_2、CO、乙醚、三氯甲烷等。

2. 药物注射

将药物通过注射的方式注入动物体内，使动物致死。药物注射法常用于较大的动物，如兔、猫、犬等。药物注射常用的药物有氯化钾、巴比妥类麻醉剂、DDT 等。

（1）氯化钾　多用于兔、犬，采取静脉注射的方式，使动物心肌失去收缩能力，心脏急性扩张，致心脏弛缓性停跳而死亡。成年兔注入 10% 氯化钾溶液 5～10ml；成年犬注入 10% 氯化钾溶液 20～30ml，即可致死。

（2）巴比妥类麻醉剂　多用于兔、豚鼠，一般使用苯妥英钠，也可使用硫喷妥钠、戊巴比妥等麻醉剂。用药量为深麻醉剂量的 25 倍左右。可静脉和心脏内给药，也可腹腔内给药，一般 90mg/kg 的剂量，约 15min 内死亡。

（3）DDT　多用于豚鼠、兔、犬。豚鼠皮下注射 0.9g/kg。兔皮下注射 0.25g/kg，静脉注射 43mg/kg。犬静脉注射 67mg/kg。

（徐　成　商　捷）

第二章　人体形态学实验

人体形态学是研究正常人体构成和形态结构的科学，分为人体解剖学、组织学和胚胎学。本章主要分为人体解剖学实验和组织学实验两部分。

第一节　大体解剖学实验

1. 标准解剖姿势和方位术语

解剖学规定人体的标准解剖姿势是身体直立，两眼平视前方，下肢并拢，两足靠拢，足尖朝前，上肢下垂于身体两侧，手掌向前。当描述人体某一部分方位时，无论人体处于何种姿势（如仰卧、俯卧等）均以这个标准姿势进行描述。

方位的描述：近头为上，近足为下；近腹为前，近背为后；近正中为内侧，远正中为外侧；近体表为浅，远体表为深；肢体近躯干为近端，远躯干为远端；以及体腔内、外等。以上方位术语可说明人体各部分、各器官之间的位置关系。

2. 解剖面

常用的剖面术语：横切面（又称水平面），将人体或器官分为上、下两部分；矢状面（又称纵切面），将人体或器官分为左、右两部分；冠状面（又称额状面），将人体或器官分为前、后两部分。

实验一　运动系统解剖

【实验目的】

熟悉人体骨骼的组成及主要连接结构，了解骨骼肌形态及主要肌肉部位和名称。

【实验内容】

运动系统包括骨、骨连接及骨骼肌三部分。人体共有 206 块骨，经骨连接构成颅、躯干、上肢和下肢四部分。骨骼肌为随意肌，具有跨关节分布的特征。

1. 骨和骨骼

骨的形态：长骨、短骨、扁骨、不规则骨。

骨的构造：骨膜、骨质（骨密质、骨松质）、骨髓（红骨髓、黄骨髓）。

骨的连接：直接连接（纤维组织、软骨或骨组织的直接连接）、间接连接（关节）。

骨骼：人体全身的骨经由骨连接形成的人体支架。

2. 关节的基本结构

关节面：关节中相互接触的骨面。

关节囊：附着于关节周围，包围关节，由滑膜和纤维膜构成的囊。滑膜位于关节囊的内表面，纤维膜位于关节囊的外层。

关节腔：关节囊内的小空腔。

3. 躯干骨及连接

躯干骨的组成：胸骨、肋骨、椎骨。

椎骨的形态：椎体、椎弓、椎突。

椎骨的连接：椎间盘（由纤维环和髓核两部分组成）、椎间关节、周围韧带。

脊柱组成和形态：脊柱是由颈椎（7 块）、胸椎（12 块）、腰椎（5 块）、骶骨（1 块，由 5 个骶椎融合而成）、尾骨（1 块）共同连接组成，脊柱侧面观有 4 个弯曲，形成有椎管和椎间孔等结构。

肋骨形态：弓状，前端为软骨。

胸骨形态：分胸骨柄、胸骨体、剑突三部分。

胸廓的组成和形态：胸廓由 12 个胸椎，12 对肋骨和胸骨组成，前面上 7 对肋骨与胸骨连接，称真肋；8、9、10 对肋骨形成肋弓，称假肋；11、12 对肋骨游离，称浮肋。肋骨与椎骨、胸骨的关节运动，使胸廓可扩大或缩小，是呼吸运动的基础。

4. 四肢骨及连接

上肢带骨，包括①锁骨：略呈"S"形，内侧与胸骨形成胸锁关节，外侧与肩胛骨形成肩锁关节。②肩胛骨：于胸廓的后外侧。

上肢骨，包括肱骨（上臂）、桡骨（前臂外侧）、尺骨（前臂内侧）、腕骨、掌骨、指骨。

上肢骨主要连接：①肩关节，由肩胛骨的关节盂和肱骨头组成。②肘关节，为一复合关节，有三个关节（肱尺关节，肱桡关节，桡尺关节）。③掌指关节。④指间关节。

下肢带骨：髋骨，由髂骨、坐骨、耻骨三部分组成。

下肢骨：股骨、髌骨、胫骨、腓骨、跗骨、足骨。足骨连接形成足弓。

骨盆：由两侧髋骨、骶骨、尾骨连接形成，女性骨盆较宽大，男性略窄小。

下肢骨主要连接：①髋关节，由髋臼和股骨头构成，有关节内韧带。②膝关节，是人体最大最复杂的关节，由股骨下端、胫骨上端、髌骨后面构成关节面，关节内有前后交叉韧带，内、外半月板以及髌上囊（滑液囊）和翼状襞（内有脂肪组织），关节外侧有副韧带加固关节。③踝关节。

5. 颅骨

分脑颅骨和面颅骨两部分。脑颅骨包括成对的顶骨、颞骨，不成对的枕骨、额骨、筛骨、蝶骨，以上骨构成了颅腔。颅腔的底部有枕骨大孔、脑神经和脑血管的出颅孔。面颅骨成对的有上颌骨、颧骨、鼻骨、泪骨、硬腭骨、下鼻甲骨，不成对的有犁骨、舌骨、下颌骨。下颌骨与颞骨形成下颌关节。

6. 骨骼肌

肌肉的形态：长肌、短肌、阔肌、轮匝肌。

肌肉的结构：肌性部分称肌腹，腱性部分称肌腱，肌腱附着于骨。

肌肉的分布：肌肉一般跨关节附于骨上。

肌肉的辅助装置：①筋膜，位于皮下的是浅筋膜，包于肌肉表面。各肌肉之间为深筋膜。②腱鞘，多在手、足部肌腱周围，为双层套筒状封闭结构，两层之间充满滑液。③滑膜囊，封闭的结缔组织小囊，位于肌腱与骨之间，内含液体。

各部主要肌肉名称：

头颈肌：口轮匝肌、眼轮匝肌（表情肌）；颞肌、咬肌（咀嚼肌）；胸骨舌骨肌、胸锁乳突肌。

躯干肌：背部有斜方肌、背阔肌、骶棘肌；胸部有胸大肌、胸小肌、肋间外肌、肋间内肌；膈肌位于胸廓下口，膈肌上有中心腱、主动脉裂孔、食管裂孔、腔静脉孔；腹肌包括腹外斜肌、腹内斜肌、腹横肌、腹直肌。

上肢肌：三角肌、肱二头肌（上臂前面）、肱三头肌（上臂后面）、前臂前肌群、前臂后肌群。

下肢肌：腰大肌、髂肌、臀大肌、缝匠肌、股四头肌、股二头肌、半膜肌、半腱肌、腓肠肌、比目鱼肌等。

实验二　呼吸系统解剖

【实验目的】

掌握呼吸系统器官组成，熟悉主要器官的位置，形态和结构。

【实验内容】

呼吸系统由呼吸道和肺两部分组成。

1. 呼吸道

呼吸道由鼻、咽、喉、气管和支气管组成。

（1）鼻　包括外鼻、鼻腔和鼻旁窦三部分。外鼻分鼻根、鼻背（梁）、鼻翼。鼻腔分鼻前庭和固有鼻腔两部分，固有鼻腔是由骨性鼻腔内衬黏膜构成，外侧壁有上、中、下鼻甲，各鼻甲下方分别为上、中、下鼻道。鼻旁窦是鼻腔周围颅骨内含气的空腔，共4对，即上颌窦、额窦、蝶窦及筛窦。

（2）咽　是呼吸道和消化道的共同通道。上起颅底，下至第6颈椎平面，呈前后略扁的漏斗形，位于颈椎前面。前壁分别与鼻腔、口腔和喉腔相通，以此分为鼻咽、口咽和喉咽三部。

（3）喉　是呼吸道，也是发音器官。喉由甲状软骨、环状软骨、杓状软骨和会厌软骨构成支架，内衬黏膜，黏膜于喉腔中部侧壁形成两对矢状位的皱襞。上方为前庭襞，两襞之间称前庭裂；下方为声襞，两襞之间为声门裂。喉腔外附有喉肌，有控制声带松紧、声门大小的作用，是发音的结构基础。

（4）气管和主支气管　气管由若干个"C"形软骨环作支架，借结缔组织和平滑肌连接而成，位于食管前方，下行至胸骨角平面，分支为左、右主支气管。左主支气管细而长，走行较倾斜，经左肺门入左肺；右主支气管粗而短，走行较陡直，经右肺门入右肺。

2. 肺

（1）形态 肺位于胸腔内，纵隔的两侧，左、右各一。肺形似半锥体形，右肺短粗，左肺略狭长。每侧肺上端称肺尖，下面称肺底，外侧面邻近胸壁又称肋面，内侧称纵隔面；内侧面中部凹陷称肺门，内有主支气管、血管、淋巴和神经等结构出入。

（2）肺叶 每侧肺有深入肺内的裂隙，以此将肺分为肺叶，左肺被斜分为上下两叶，右肺被斜裂和水平裂分为上、中、下三叶。

（3）肺内支气管和肺段 左、右主支气管（一级支气管）入肺后，分为肺叶支气管（二级支气管）进入肺叶，再分支为肺段支气管（三级支气管），每个肺段支气管所属的肺组织称一个肺段。

肺的其他结构微细为呼吸部，具有气体交换的功能。

3. 胸膜、胸膜腔与纵隔

（1）胸膜 为覆盖于肺表面，胸廓内面以及膈上面的浆膜，分为脏胸膜和壁胸膜两部分。脏胸膜紧贴肺表面并陷入肺内使肺分叶，壁胸膜覆于胸壁内面、膈肌上面、纵隔两侧及胸腔顶部。

（2）胸膜腔 脏、壁胸膜在肺根处相互弯折，移行形成密闭性腔隙，称胸膜腔，左右胸膜腔互不相通，内有少量浆液，呈负压。

（3）纵隔 是两侧纵隔胸膜之间所有的器官和组织的总称。

实验三 循环系统解剖

【实验目的】

掌握循环系统主要器官的位置、形态和结构，熟悉各循环通路的结构。

【实验内容】

循环系统包括心血管系统和淋巴系统两部分。心血管系统包括心脏和血管，是血液循环的动力和管道。淋巴系统包括淋巴管和淋巴器官，是循环系统的辅助部分，并有免疫和防御功能。

1. 心脏

（1）位置 位于胸腔内，膈肌的上方，两肺之间，中纵隔内偏左，约2/3居正中线的左侧，1/3居右侧。

（2）形态 呈倒置的圆锥形，略大于自身手拳，分心尖与心底部。心表面有3条浅沟，内有心的血管经过；冠状沟，近心底环形，浅沟，是心房和心室的表面分界线；前室间沟，心脏前面下至心尖右侧；后室间沟，自心的膈面向心尖左侧。室间沟为左、右心室的表面分界线。心的上部两侧有左、右心耳，是心房外突的结构。

（3）内部结构 心脏是一个肌性中空器官，由中隔分成互不相通的两半，分别称为左心和右心。有右心房、右心室、左心房、左心室4个心腔。心房之间的隔称房间隔；心室之间的隔称室间隔；心房与心室之间有致密结缔组织构成的环状结构相连，但无心肌相连，是心房与心室不可同时收缩的结构基础之一。

右心房：壁薄腔大，构成心的右上部。右心房与上腔静腔、下腔静脉和冠状窦口相连，向下借房室口与右心室相通。

右心室：略呈尖端向下的锥体形，与右心房相通处有三尖瓣（房室瓣）结构，壁内有突出的乳头肌，乳头肌上连有腱索，腱索另一端与三尖瓣相连。三尖瓣关闭，可阻止血液倒流回右心房。右心室左上部称动脉圆锥，连接肺动脉口，有肺动脉瓣（半月瓣）结构，以防肺动脉血倒流。

左心房：构成心底的大部分，后壁两侧各一对肺静脉口；经左房室口与左心室相通。

左心室：位于左心房前下方，构成心膈面的大部分。左房室口处有二尖瓣结构，壁内有腱索和乳头肌，二尖瓣关闭，可阻止血流倒流至左心房，左心室腔前内侧为主动脉口，此处有主动脉瓣结构（半月瓣），以防主动脉血倒流。

心脏各腔入口、出口及瓣膜见表 2－1。

表 2－1　心脏各腔入口、出口及瓣膜

心脏各室	流入口	瓣膜	流出口	瓣膜
右心房	上、下腔静脉口、冠状窦口		右房室口	
右心室	右房室口	三尖瓣	肺动脉口	肺动脉瓣
左心房	肺静脉口（4个）		左房室口	
左心室	左房室口	二尖瓣	主动脉口	主动脉瓣

（4）心壁　由内向外分为心内膜、心肌层和心外膜 3 层。内膜表面为单层扁平上皮，之下为结缔组织，内有神经、血管及心传导系统分支。心肌为主要功能结构，心房肌薄，心室肌明显比心房肌发达，左心室肌比右心室肌厚。心外膜为浆膜，也是心包的脏层。

（5）心脏的传导系统　由窦房结、房室结、房室束、左右束支、蒲肯野纤维组成。窦房结位于上腔静脉与右心耳交界的心外膜深面，呈扁椭圆形，由起搏细胞组成；房室结位于冠状窦口前上方的心内膜下，亦呈椭圆形；房室束又名希氏束，进入室间隔分为左、右束支，分别沿两侧室间隔心内膜深面下行，束支再分为蒲肯野纤维与心肌纤维相连，支配心脏的收缩活动。

（6）心脏的血管　营养心脏的动脉为左、右冠状动脉，左、右冠状动脉都起源于升主动脉根部。右冠状动脉沿冠状沟向右下行，之后走行于后室间沟，其分支主要分布于右心，左冠状动脉在肺动脉干与左心耳之间沿冠状沟向左前行，移行分为前室间支和旋支，其分支主要分布于左心。心的静脉多与心的动脉伴行，最终汇入冠状窦，静脉血经冠状窦口流入右心房。

（7）心包　是包在心脏和大血管根部的密闭膜性结构，脏、壁层之间形成密闭的腔隙，称心包腔，内有少量浆液。

心包 ┫ 纤维心包 位于外层，厚而坚韧，无弹性

浆膜心包 ┫ 壁层，贴于纤维心包的内面

脏层，包于心的外表面，即心外膜的表面

2. 血管

（1）**血管分类** 分动脉、静脉和毛细血管三部分。动脉是由心室发出，移行过程中，不断发出分支，经大动脉、中动脉及小动脉，最后移行为毛细血管。静脉起自毛细血管静脉端，向心房方向回流血液，移行中不断汇集各属支，最后与心房相连。毛细血管是连接小动脉和小静脉之间的细小血管。

在体内，小血管间的吻合结构十分广泛，血液通过动脉干发出的侧支之间的吻合，可重建血液循环，此称侧支循环，对保障重要器官组织的供血有重要意义。

（2）**肺循环血管** 肺循环是指血液经右心室射出，流经肺，再回到左心房的血液循环。循环过程为肺动脉干→左、右肺动脉及分支→肺毛细血管网→左、右肺静脉（各 2 支）→左心房。

肺动脉：自右心室向左上斜行，至主动脉弓下方，分左、右肺动脉入肺门。

肺静脉：各级肺小静脉汇集而成，每个肺有 2 支出肺门，穿心包入左心房。

（3）**体循环动脉** 体循环是指血液由左心室射出，流经全身各器官组织，回到右心房的血循环。其主要过程是左心室射血→主动脉→各级动脉→全身各组织器官毛细血管→各级静脉→上、下腔静脉和冠状窦→右心房。

主动脉：主要分为升主动脉、主动脉弓和降主动脉。降主动脉以膈肌为界，分别为胸主动脉和腹主动脉，主要分布于胸腹部、盆部和下肢。

主动脉分支如下：

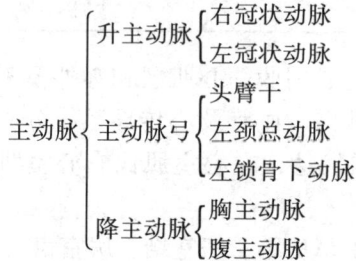

$$
主动脉
\begin{cases}
升主动脉 \begin{cases} 右冠状动脉 \\ 左冠状动脉 \end{cases} \\
主动脉弓 \begin{cases} 头臂干 \\ 左颈总动脉 \\ 左锁骨下动脉 \end{cases} \\
降主动脉 \begin{cases} 胸主动脉 \\ 腹主动脉 \end{cases}
\end{cases}
$$

颈部的动脉：主要分布于头颈部，分支如下：

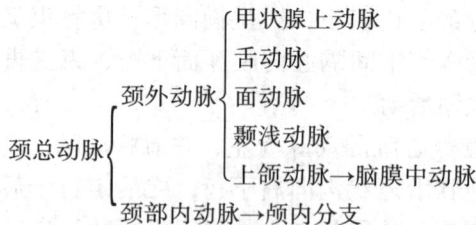

$$
颈总动脉
\begin{cases}
颈外动脉 \begin{cases} 甲状腺上动脉 \\ 舌动脉 \\ 面动脉 \\ 颞浅动脉 \\ 上颌动脉→脑膜中动脉 \end{cases} \\
颈部内动脉→颅内分支
\end{cases}
$$

体循环静脉：静脉系统结构和分布的特点有属支多、血流慢、管壁薄、管腔大；有浅、深静脉两个系统；深静脉与同各动脉伴行，浅静脉位于皮下，之后进入深静脉系统；多数静脉内有瓣膜，防止血液倒流；比动脉有更丰富的吻合支。

主要浅静脉有上肢浅静脉，下肢的大隐静脉、小隐静脉。特殊静脉结构有门静脉系统。

肝门静脉与一般静脉不同，它的始末均为毛细血管。肝门静脉由肠系膜上静脉和脾静脉汇合而成，上行至肝门，在肝内反复分支为肝的毛细血管网（肝血窦），然后再汇入肝静脉经下腔静脉回流入心脏。

3. 淋巴系统

淋巴系统由淋巴管道和淋巴器官组成。

（1）淋巴管道 包括毛细淋巴管、淋巴管、淋巴干和淋巴导管。毛细淋巴管由单层内皮细胞构成，以盲端起始于组织间隙，相互吻合形成淋巴管，淋巴管类似小静脉，但瓣膜更多，可防止淋巴逆流。淋巴管汇合成9条淋巴干，包括腰干、支气管纵隔干、锁骨下干、颈干各两条和一条肠干。淋巴干再逐渐汇合成2条最大的淋巴导管，即胸导管和右淋巴管导管，分别注入左、右静脉角。

（2）淋巴器官 包括淋巴结、脾和胸腺。由淋巴组织构成，免疫器官。

淋巴结：为灰红色扁椭圆形小体，其凸侧有数条输入淋巴管，凹侧有淋巴结门，有输出淋巴管及血管神经出入。淋巴结沿血管成群分布。

脾：位于左季肋区，与9～11肋相对，长轴平行10肋，正常在肋弓内不能触及，脾为扁椭圆形实质器官。

胸腺：位于前纵隔前部，分不对称的左、右两叶，儿时较发达，成人渐退化，被结缔组织所替代。

实验四 消化系统解剖

【实验目的】

掌握消化系统组成及胃、肝、胰的位置、形态和结构。

【实验内容】

消化系统由消化管和消化腺两部分组成。消化管包括口腔、咽、食管、胃、小肠和大肠。消化腺包括唾液腺、肝、胰及消化管内的小腺体，如胃腺、肠腺等。

1. 消化管

消化管组成如下：

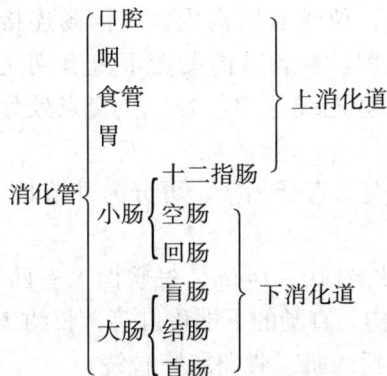

$$
消化管\begin{cases}
\begin{cases}
口腔 \\
咽 \\
食管 \\
胃
\end{cases} 上消化道 \\
小肠\begin{cases}
十二指肠 \\
空肠 \\
回肠
\end{cases} \\
大肠\begin{cases}
盲肠 \\
结肠 \\
直肠
\end{cases} 下消化道
\end{cases}
$$

（1）口腔 口腔是消化管的起始部。口腔的前壁为唇，侧壁为颊，上壁为腭，下壁为口腔底。向前以口裂与外界相通，向后经咽峡与咽延续。口腔中还有舌和牙。

舌：主要由肌肉构成，于口腔底部，舌面黏膜有四种舌乳头，即菌状乳头、叶状乳头、轮廓乳头和丝状乳头。前三种内有味觉感受器称味蕾，后一种可感受触觉。

牙：人一生中，先后有两副牙，即乳牙和恒牙。乳牙在人出生后6个月开始萌出，3岁出齐，6岁开始脱落并萌出恒牙。恒牙至12～13岁出齐，共32颗。牙是人体最坚硬的器官，嵌于上、下颌骨的牙槽内，每颗牙分牙冠、牙颈和牙根三部分。内有牙腔。组织结构有牙釉质、牙本质、牙骨质和牙髓。牙周组织对牙有保护、支持和固定的作用，包括牙槽骨、牙周膜和牙龈三部分。

（2）咽 见呼吸系统相关内容。

（3）食管 为肌性管道，上段为骨骼肌，下段为平滑肌，中段两种肌混合。食管起于咽的末端，沿脊柱前下行穿过膈肌与胃相连，全长约25cm，可分为颈部、胸部和腹部三段。食管有三处解剖狭窄，分别位于起始部、主支气管与食管交叉处和穿膈肌处。

（4）胃 是消化管中最膨大的部分，为一肌性扁囊状器官。

胃大部分位于左季肋区，小部分位于上腹部。与食管连续的入口称贲门，与十二指肠相连的出口称幽门。上缘凹向右上称胃小弯，小弯最低位称角切迹，下缘凸向左下方称胃大弯，贲门平面以上向左上方膨出的部分称胃底，靠近幽门的部分称幽门部，胃底和幽门部之间的部分称胃体。剖开胃壁，可见胃内与胃长轴平行的多条隆起，称胃黏膜皱襞。

（5）小肠 小肠盘曲在腹腔中、下部，长约5～7m，分为十二指肠、空肠和回肠三部分。十二指肠上接幽门，呈蹄铁形包绕胰头。降部中段后内侧壁上有十二指肠大乳头，是胆总管和胰管的共同开口。空肠主要位于左上腹，管径较粗，壁较厚。回肠主要位于右下腹，管径较细，壁较薄。空、回肠弯曲成小肠袢，由小肠系膜固定于腹后壁。

（6）大肠 大肠在右下腹与回肠连续，围绕在小肠的周围，末端为肛门。长约1.5m，大肠较小肠粗，可分为盲肠、结肠、直肠三段。盲肠和结肠上有结肠带、结肠袋和肠脂垂三种特征性结构。

盲肠是大肠的起始，位于右髂窝内。与回肠连接处有一回盲瓣结构，有防止大肠内容回流到回肠的作用。盲肠后内侧壁下方有阑尾，其末端游离，其末端位置变化较大。脐与左髂前上棘连线的中、外1/3交点处称麦氏点，为阑尾根部的体表投影点。

结肠起于盲肠，末端与直肠相接，可分为升结肠、横结肠、降结肠和乙状结肠四部分。

直肠位于盆腔内，长约10～14cm，矢状面上有两个弯曲（骶曲和会阴曲），还有直肠壶腹和直肠横襞结构。直肠的下端称肛管，长约3～4cm。肛管下端有肛门内括约肌（平滑肌）和肛门外括约肌（骨骼肌）包绕。

2. 消化腺

消化腺组成简表如下：

```
                                                  ┌ 腮腺
                                      ┌ 唾液腺 ┤ 下颌下腺
                                      │          └ 舌下腺
                          ┌ 管外消化腺┤
                          │          ├ 肝
          消化腺 ┤          └ 胰
                          │          ┌ 胃腺
                          └ 管内消化腺┤ 肠腺
                                      └ 其他小腺体
```

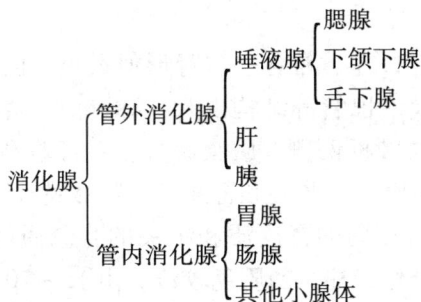

（1）唾液腺　主要指腮腺、下颌下腺和舌下腺 3 对大腺。腮腺位于耳的前下方，腮腺管从腮腺前缘发出，于上颌第二磨牙处开口于颊黏膜。下颌下腺和舌下腺位于下颌体后部和舌下深面，其导管开口于口腔底部的舌下壁和舌下阜。

（2）肝　是人体最大的腺体，重约 1.2 ~ 1.5kg，呈红褐色，质软而脆，分泌胆汁、贮存糖原，并有代谢、解毒、防御等功能。

肝脏大部分位于右季肋区和腹上区，小部位于左季肋区，上面称膈面与膈相贴，下面与腹腔器官相邻称脏面。脏面中部有一条纵沟和一条横沟，呈"H"形。横沟称肝门，有肝管、肝固有动脉、肝门静脉、神经及淋巴管出入。肝脏主要被膈面的镰状韧带分为肝左叶、肝右叶。正常成人肝下界与右肋弓基本一致，在腹上区可达剑突下 3 ~ 5cm。

肝脏分泌的胆汁经以下途径排出或贮存：

肝细胞分泌胆汁→胆小管→小叶间胆管→左、右肝管→肝总管→胆总管→肝胰壶
腹→十二指肠大乳头→十二指肠
　　　　　　　　　　　　　　　　　　　　　　　　　　　　　　↓↑
　　　　　　　　　　　　　　　　　　　　　　　　　　　胆囊←胆囊管

胆囊位于右季肋部，肝膈面的胆囊窝内，呈梨形，有贮存和浓缩胆汁的作用。胆囊可分为胆囊底、胆囊体、胆囊颈和胆囊管四部。

（3）胰　胰腺既是外分泌腺（分泌胰液）起重要的消化作用，又是内分泌腺（分泌胰岛素、胰高血糖素等）。

胰腺细长，质地柔软，灰红色，横于胃的后方（1、2 腰椎水平），借结缔组织连于腹后壁。分胰头、胰体、胰尾三部分，实质中间全长贯穿胰管，汇集胰液，与胆总管汇合于肝胰壶腹，共同开口于十二指肠大乳头。

实验五　泌尿系统解剖

泌尿系统由肾、输尿管、膀胱和尿道组成，主要功能是产生并排出尿液。

【实验目的】

掌握泌尿系统组成和肾的形态、位置、结构，熟悉其他泌尿器官的基本形态、结构等。

【实验内容】

泌尿系统由肾、输尿管、膀胱和尿道组成。

1. 肾

为暗红色的实质性器官，左、右各一。肾形似蚕豆，内侧缘中部凹陷，内有肾动脉、肾静脉、肾盂、神经及淋巴管等结构出入，称肾门。肾门所有的结构被结缔组织包裹形成肾蒂。肾位于脊柱腰椎两侧，腹膜后方。左肾略高，右肾略低。肾脏有3层被膜，由内向外依次为纤维膜、脂肪囊和肾筋膜，肾被膜有固定和保护肾的作用。

肾的额状切面上可分为外周的肾皮质和中央的肾髓质两部分。肾皮质富有血管，色深红，深入髓质内的部分称肾柱。髓质色较浅，由15~20个肾锥体组成，切面呈三角形，基底朝向皮质，尖端朝向肾窦，称肾乳头。尿液经肾乳头流入肾窦起始部的肾小盏；几个肾小盏汇合成肾大盏；几个肾大盏再汇合成一个扁漏斗状结构称肾盂。肾盂向下移行为输尿管。

2. 输尿管

为细长的肌性管道，长约20~30cm，左、右各一，在腹后壁沿脊柱两侧下行，下端在膀胱底的外上方斜行插入膀胱壁。输尿管全长有三处生理性狭窄，分别位于输尿管起始处、跨过血管处和穿过膀胱壁处。

3. 膀胱

是一肌性囊状贮尿器官。成人膀胱空虚时呈锥体形，充盈时为卵圆形，充盈时容量为300~500ml，分为膀胱尖、膀胱底、膀胱体和膀胱颈四部分。膀胱底外上角内面，两侧各一输尿管开口，膀胱下部有尿道内口，3个口之间部分称膀胱三角。

4. 尿道

尿道是膀胱与体外相通的管道。女性尿道短、直、宽，长约5cm，有尿道内口和外口，外口开口于阴道口上方。男性尿道详见男性生殖系统相关内容。

实验六　生殖系统解剖

【实验目的】

掌握男性、女性生殖系统的组成，熟悉主要器官睾丸、卵巢、子宫、输卵管的位置、形态和结构，了解其他生殖器官的形态、结构等。

【实验内容】

男性和女性生殖系统结构完全不同，但均由内生殖器和外生殖器两部分组成。内生殖器位于体内，外生殖器露于体表。

1. 男性生殖系统

男性生殖系统组成简表如下：

```
         ┌ 生殖腺：睾丸
  内生殖器┤ 输精管道：附睾、输精管、射精管、尿道
         └ 附属腺：精囊腺、前列腺、尿道球腺
  外生殖器：阴囊、阴茎
```

（1）睾丸　男性生殖腺，可产生精子，分泌雄性激素。睾丸位于耻骨联合前下方、阴囊内，左右各一，呈略扁的椭圆形，后上缘与附睾相邻。阴囊内睾丸被膜称睾丸鞘

膜。分两层，外为壁层，内为脏层，两层形成密闭的腔，称鞘膜腔，腔内有少量浆液，起润滑作用。脏层鞘膜内有一层致密结缔组织膜，称白膜，白膜放射状伸入睾丸实质形成睾丸小隔，将睾丸分为若干睾丸小叶。小叶内的主要结构是精曲小管。

（2）附睾　位于睾丸的上后端，呈新月形，上部膨大称附睾头，中部为附睾体，下部为附睾尾。附睾尾末端管道转向上，延续为输精管。

（3）输精管与射精管　输精管在阴囊根部入腹股沟管，再进盆腔，在膀胱底于输尿管内侧绕行附于膀胱内，并形成略膨大的管道，称射精管壶腹。射精管壶腹末端与精囊腺排泄管汇合形成两侧穿过前列腺的射精管。

（4）精囊腺　膀胱底的后方，射精管壶腹前外侧，左、右各一，形态长椭圆，内有许多囊状结构，下端变细与射精管壶腹汇合。

（5）前列腺　在膀胱下方，大小和形状似栗子，由腺组织和富含平滑肌的结缔组织构成，尿道在其中穿过。

（6）尿道球腺　位于尿道生殖膈内，尿道膜部两侧，豌豆大，球形。

（7）阴茎　阴茎悬垂于耻骨联合前下方，分为头、体、根三部分，由 3 条海绵体构成，外部被覆筋膜和皮肤。阴茎背有 2 条圆柱形海绵体称阴茎海绵体，阴茎腹侧面有 1 条尿道海绵体，内有尿道贯穿全长。阴茎前端由双层皮肤包绕，称包皮。

（8）男性尿道　男性尿道既是排尿的管道，也是排精的通道。起于尿道内口，止于阴茎末端的尿道外口，分前列腺部、尿道膜部和海绵体部三部分，末端有尿道外括约肌。

2. 女性生殖系统

女性生殖系统组成简表如下：

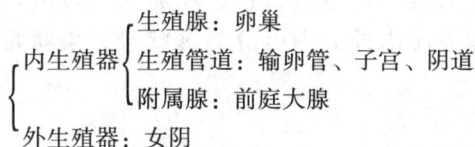

```
        ┌ 内生殖器 ┌ 生殖腺：卵巢
        │          │ 生殖管道：输卵管、子宫、阴道
        │          └ 附属腺：前庭大腺
        └ 外生殖器：女阴
```

（1）卵巢　为女性生殖腺。卵巢位于盆腔侧壁、髂总血管分叉处的卵巢窝内，左、右各一。呈扁卵圆形，借卵巢悬韧带和卵巢固有韧带固定于盆腔侧壁。性成熟卵巢表面凹凸不平，前缘中部有血管、神经、淋巴管等出入卵巢。卵巢剖面上可见许多卵泡，还可见黄体和白体。

（2）输卵管　输卵管位于子宫底的两侧，子宫阔韧带的上缘，形状长而弯。输卵管有两个开口，即子宫口与腹腔口。输卵管游离端呈喇叭形，由内向外分为四部，即子宫部、输卵管峡部，输卵管壶腹部和输卵管漏斗部。峡部短、扁、细，壶腹部粗而弯曲，漏斗部末端呈指状突起，称输卵管伞，有"拾卵"作用。

（3）子宫　是一壁厚腔小的肌性器官，富有延展性。位于盆腔中央，膀胱和直肠之间，呈前倾前屈位。成人未孕子宫呈倒置梨形，前后略扁，分底、体、颈三部分。子宫冠状剖面可见子宫腔为倒三角形裂隙。子宫是孕育胎儿的场所，也是产生月经的部位。

（4）阴道　上接子宫，下部开口于外阴，位于盆腔的中央，在膀胱、尿道与直肠之间。阴道上部环抱子宫颈部形成环形间隙称阴道穹窿，下部有阴道口和处女膜结构。

阴道是女性的性交器官，也是月经排出和胎儿娩出的通道。

（5）女阴 即女性外生殖器，主要有阴阜、大阴唇、小阴唇、阴道前庭、阴蒂等结构。

实验七　内分泌系统解剖

【实验目的】

学习和熟悉主要内分泌器官的位置、形态和结构。

【实验内容】

内分泌系统由内分泌腺和内分泌组织组成。内分泌腺是无导管腺的独立器官。含有丰富的毛细血管，主要有垂体、甲状腺、甲状旁腺、肾上腺和性腺等。内分泌组织指在许多组织器官中散在的内分泌细胞团，主要有胰岛，卵巢的卵泡和黄体，睾丸的间质细胞，消化管黏膜、心、肾、下丘脑等散在的内分泌细胞。

1. 甲状腺

位于喉和气管颈部的两则，略呈"H"形，分左、右两叶和中间的峡部，有的自峡部向上伸出锥状叶。甲状腺的后外侧有喉、气管、咽、食管、颈部大血管和神经等。

2. 甲状旁腺

通常贴附于甲状腺左右叶的后面或埋于腺内，为扁椭圆形小体，呈棕黄色，大小似黄豆，有上、下两对。

3. 肾上腺

位于肾脏的上方，左右各一，呈灰黄色，左侧为半月形，右侧为三角形。分为皮质和髓质两部分。肾上腺皮质由外向内可分为球状带、束状带和网状带。肾上腺髓质位于肾上腺中心。

4. 垂体

位于蝶骨的垂体窝内，呈椭圆形，外包硬脑膜。它上借漏斗连于下丘脑，前上方与视交叉相邻。成人垂体重 0.5 ~ 0.6g。垂体大体可分为前部的腺垂体和后部的神经垂体。

5. 松果体

位于背侧丘脑的后上方，儿童时发达，7 岁开始退化，成年后不断有钙盐沉着。

6. 胸腺

位于胸腔内上纵隔前部，分左、右两叶。出生后两年内胸腺生长很快，青春期达最高峰。20 岁后，逐渐退化，萎缩，后被脂肪组织所替代。

实验八　神经系统解剖

【实验目的】

掌握中枢神经系统的形态、位置、结构，熟悉周围神经系统的组成分布，了解其走行，熟悉脑、脊髓的被膜及脑脊液产生及循环，了解脑、脊髓的血管。

【实验内容】

神经系统解剖由中枢神经系统和周围神经系统组成，如下：

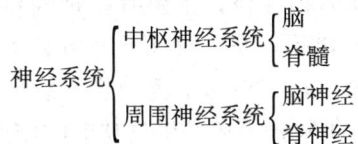

$$神经系统 \begin{cases} 中枢神经系统 \begin{cases} 脑 \\ 脊髓 \end{cases} \\ 周围神经系统 \begin{cases} 脑神经 \\ 脊神经 \end{cases} \end{cases}$$

周围神经系统从功能角度分为：

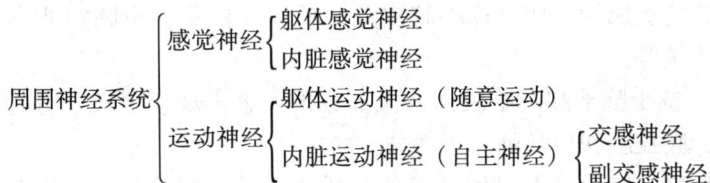

$$周围神经系统 \begin{cases} 感觉神经 \begin{cases} 躯体感觉神经 \\ 内脏感觉神经 \end{cases} \\ 运动神经 \begin{cases} 躯体运动神经（随意运动） \\ 内脏运动神经（自主神经） \begin{cases} 交感神经 \\ 副交感神经 \end{cases} \end{cases} \end{cases}$$

神经系统结构多样，常用解剖专业词汇描述其结构。这样的术语包括灰质、白质、皮质、髓质、神经核和神经节、纤维束、神经及网状结构等。

1. 脊髓和脊神经

（1）脊髓 位置：位于椎管内，上端于枕骨大孔处与脑相连，下端平第一腰椎下缘。

形态：脊髓呈扁圆柱形，有两处膨大为颈膨大和腰骶膨大。表面有 6 条纵沟，分别为前、后正中沟，前、后外侧沟，外侧沟内有脊神经根。脊髓下端称脊髓圆锥。腰、骶和尾神经根斜行向下于椎管中，称马尾。

脊髓节段：与每一对脊神经相连的一段脊髓，称为一个脊髓节段。脊髓共 31 个脊髓节段，分 8 个颈（C）段、12 个胸（T）段、5 个腰（L）段、5 个骶（S）段、1 个尾段。

脊髓内部结构：脊髓灰质位于中央管周围，呈蝴蝶形或呈 "H" 形，整体为灰质柱，分为前角、后角和侧角。前角内含有躯体运动神经元的胞体，轴突自外侧沟穿出，组成前根；后角有感觉传入纤维和联络神经元；胸 1 至腰 3 脊髓节段的侧角含交感神经节前神经元的胞体；骶 2 ~ 4 节段侧角含有副交感神经节前神经元的胞体。脊髓白质位于灰质的周围，每侧分前索、后索和侧索，内有上、下行传导束，如上行的薄束和楔束、脊髓丘脑束；下行的皮质脊髓束、红核脊髓束和前庭脊髓束等。

（2）脊神经 共 31 对，前根属运动性，后根属感觉性，前后根在椎间孔处汇合成一条脊神经。颈神经 8 对，胸神经 12 对，腰神经 5 对，骶神经 5 对，尾神经 1 对。脊神经分前、后两支，前支粗大，后支细小，除胸神经外，前支交织成网，形成颈丛、臂丛、腰丛和骶丛。

2. 脑和脑神经

脑位于颅腔内，可分为脑干、小脑、间脑和端脑（左右大脑半球），脑神经有 12 对。

（1）脑干 脑干向下延续为脊髓，上连间脑。自下而上分为延髓、脑桥和中脑三部分。延髓与脊髓延续，腹侧面有锥体交叉、锥体等结构，背侧有菱形窝，窝下部为第四脑室的前壁。脑桥腹侧面宽阔膨隆，背侧为菱形窝上部。中脑腹侧有两侧的大脑脚，背面有上丘、下丘等结构。

脑干内部结构灰质呈散在的神经核，主要有脑神经核以及传导中继核。白质主要有上行传导束，如内侧丘系、脊髓丘系、三叉丘系等，下行传导束主要是锥体束。脑干中央部还有一脑干网状结构，此结构与中枢神经系统的各部有广泛联系，有维持大脑皮质觉醒、引起睡眠、调节肌紧张等多种生理功能的作用。

（2）小脑　位于颅后窝，脑干的后上方。小脑分左、右两个半球和中间的小脑蚓部三部分。小脑的表层为灰质，称小脑皮质，深部为白质，小脑实质中有一些灰质核团，主要有齿状核等。

（3）间脑　位于脑干和端脑之间，大部分被大脑半球所覆盖，分为背侧丘脑、下丘脑、上丘脑、底丘脑和后丘脑5个部分。

背侧丘脑又称丘脑，是1对卵圆形的灰质核团，每侧丘脑被白质分为前核、内侧核和外侧核。丘脑是感觉的中继核。

下丘脑位于丘脑的前下方，有视交叉、漏斗、乳头体等结构，还有许多重要的灰质核团，如视上核和室旁核等。

后丘脑位于丘脑后端下方，有内侧膝状体和外侧膝状结构。

间脑正中的矢状裂隙是第三脑室，脑室前部左、右室间孔与侧脑室相通，后部经中脑水管与第四脑室相通。

（4）端脑　主要由两侧大脑半球组成，位于间脑、中脑和小脑上端。

大脑半球的外部结构：相连两侧大脑半球的结构是白质，称胼胝体。半球顶部之间存有很深的裂隙称大脑纵裂，大脑半球后部与小脑之间有大脑横裂。大脑表面隆起部分称回，下陷部分称沟。大脑半球分为3个面，即外侧面、内侧面和下面，还有3个沟，即中央沟、外侧沟和顶枕沟，表面分5个叶，有额叶、顶叶、枕叶、颞叶和岛叶。外侧面主要沟回有中央前沟、中央沟、中央后沟、中央前回、中央后回、额上回、额中回、额下回、角回和缘上回，内侧面主要有扣带回、海马旁回和海马沟回等。

大脑半球内部结构：由浅入深依次是皮质、髓质和基底神经核，内侧有侧脑室。

人类已知的主要大脑皮质功能分区有：躯体感觉区位于中央后回和中央旁小叶的后部；躯体运动区位于中央前回和中央旁小叶的前部；视觉区位于枕叶；听觉区位于颞横回；语言区分四部分为颞上回后部的听觉语言中枢，角回的视觉语言中枢，额中回后部书写中枢及额下回后部的运动性语言中枢。

基底神经核：包埋于大脑深部的灰质核团，基底神经核组成如下：

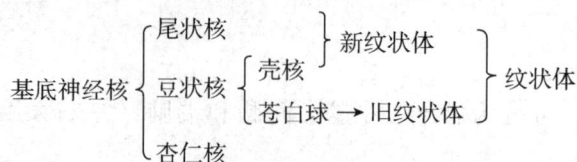

$$
基底神经核
\begin{cases}
尾状核 \\
豆状核
\begin{cases}
壳核 \Big\} 新纹状体 \\
苍白球 \rightarrow 旧纹状体
\end{cases} \Big\} 纹状体 \\
杏仁核
\end{cases}
$$

大脑髓质位于皮质的深面，由大量神经纤维构成，主要结构有胼胝体及内囊等传导束。胼胝体属联合纤维，位于大脑纵裂底部。每侧大脑半球中间深部各有一腔隙为侧脑室，有中间孔与第三脑室相通。内囊位于丘脑、尾状核和豆状核之间，主要由上行感觉传导束和下行传导束构成。

（5）边缘系统 脑组织与内脏活动、情绪和记忆有关的结构，称边缘系统，包括边缘叶和皮质下结构。边缘叶包括大脑半球内侧面、扣带回和海马旁回围绕胼胝体近一周的结构，以及海马、齿状回。皮质下结构有杏仁核、隔区、下丘脑、丘脑前核群等。

（6）脑神经 脑神经与脑相连，脑神经共12对，第一对发自大脑，第二对发自间脑，余10对发自脑干，由颅腔的裂孔和缝隙出颅腔，以罗马数字为序，名称、性质和分布等情况简表如下（表2-2）。

表2-2 脑神经的成分和分布

序	名称	性质	分布
I	嗅神经	感觉性	鼻腔上部黏膜
II	视神经	感觉性	视网膜
III	动眼神经	运动性	眼的上、下、内直肌和下斜肌、上睑提肌；瞳孔括约肌、睫状肌
IV	滑车神经	运动性	眼上斜肌
V	三叉神经	混合性	咀嚼肌、头面部皮肤、鼻腔、口腔黏膜、牙龈、角膜
VI	展神经	运动性	眼外直肌
VII	面神经	混合性	面部表情肌、舌前2/3味蕾、泪腺、下颌下腺、舌下腺
VIII	前庭蜗神经	感觉性	内耳螺旋器、椭圆囊斑、球囊斑、壶腹嵴
IX	舌咽神经	混合性	咽肌、腮腺、咽部黏膜、舌后1/3黏膜和味蕾、颈动脉窦、耳后皮肤
X	迷走神经	混合性	咽喉肌、颈部及胸腹腔脏器、心血管、腺体、耳郭、外耳道皮肤及硬脑膜
XI	副神经	运动性	胸锁乳突肌、斜方肌
XII	舌下神经	运动性	舌肌

（7）内脏神经 内脏神经又称自主神经，分布于心肌、平滑肌和腺体上，有两种功能纤维即交感神经纤维和副交感神经纤维，结构分布特点如表2-3。

表2-3 自主神经的分布特点

比较项目	交感神经	副交感神经
低位中枢	脊T1～L3	脑干、脊髓骶段侧角
神经节位置	椎旁神经节（交感链）椎前神经节（腹腔神经节，肠系膜上、下神经节）	器官旁，脏器内神经节
节前、节后神经纤维	节前纤维短，节后纤维长	节前纤维长，节后纤维短
分布范围	全身血管、心肌、汗腺、竖毛肌、腺体、瞳孔开大肌及胸、腹、盆腔内脏	胸、腹、盆腔内脏、心肌、腺体（除肾上腺髓质外）、瞳孔括约肌、睫状肌

3. 脑和脊髓的被膜

脑和脊髓的外面包有 3 层膜，由外向内依次为硬膜、蛛网膜和软膜。

（1）硬膜　是一层厚而坚韧的结缔组织膜，包于脊髓的称硬脊膜，包于脑的称硬脑膜。

（2）蛛网膜　蛛网膜薄而透明，无神经和血管。与软脑膜之间有间隙，称蛛网膜下隙，内充满脑脊液。

（3）软脑膜　为一层薄而透明富含血管的软膜，紧贴于脊髓和脑的表面，分别称为软脊膜和软脑膜。软脑膜及之下的丰富血管突向脑室，称脉络丛，产生脑脊液。

4. 脑脊液及其循环

脑脊液是脉络丛产生的无色透明液体，充满脑室、蛛网膜下隙和脊髓中央管内，成人总量 100~140ml，具有保护、营养脑和脊髓，维持颅内压，参与组织代谢的作用，其产生和循环结构如下：

左、右侧脑室脉络丛→左、右室间孔→第三脑室→中脑水管→第四脑室→正中孔→蛛网膜下隙→蛛网膜颗粒→硬脑膜窦→颈内静脉。

（李　欣　李恩光）

第二节　组织学实验

人体的基本功能单位是细胞。一些形态结构和功能相似的细胞聚集在一起形成组织。人体有四大基本组织，即上皮组织、结缔组织、肌组织和神经组织。组织学是研究机体微细结构的科学，需要借助光学显微镜、电子显微镜及其他工具进行观察。组织学实验的基础，包括熟悉光学显微镜的构造并掌握使用方法，了解组织切片的制作以及组织图描绘的规范要求。

一、光学显微镜的构造和使用方法

（一）显微镜的构造

光学显微镜是观察组织微细结构的常用工具，一般由机械部分和光学部分组成（图 2-1）。

1. 机械部分

（1）底盘　也称镜座。

（2）镜架　也称镜臂。

（3）载物台　是放置玻片的部位，其中央有圆形通光孔，上有片夹和玻片推动器，下有玻片移动旋钮，可沿前后、左右方向移动玻片，以便观察玻片中任何部位。

（4）镜筒　上端装有目镜。

（5）粗螺旋与细螺旋　用于升降载物台以调节焦距。

（6）物镜转换器　接于镜筒下端，用于转换物镜，其上装有 3~4 个不同放大倍数的物镜。

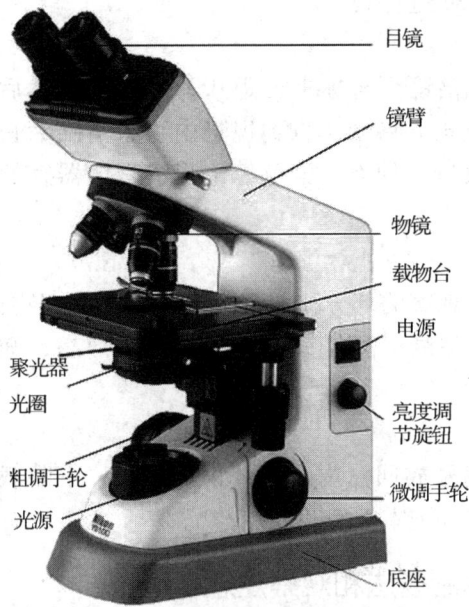

图 2 - 1 光学显微镜的各部构造

2. 光学部分

（1）电光源 可调节亮度。

（2）集光器及孔径光栅 集光器在光源与载物台之间，其一侧有升降螺旋，可使聚光器上下移动，以调节视野亮度。聚光器下端有一小铁柄，左右移动可控制光圈开孔的大小，可改变视野亮度。

（3）目镜 常用为 5 ×或 10 ×字样。

（4）物镜 低倍镜，标有 10 ×的字样，黄色环，常用；高倍镜，标有 40 ×的字样，绿色环，常用；油浸镜，标有 100 ×的字样，蓝色环，少用。显微镜的放大倍数为目镜与物镜的乘积。

（二）显微镜的使用方法

1. 取出显微镜

一手握住镜臂，另一手托住镜座，从柜里轻轻取出，置于实验台上。

2. 使用前准备

揭下防尘罩，放入抽屉内。

3. 对光

用物镜转换器将 10 ×物镜对准聚光器中心。调节电光源旋钮及集光器，使亮度合适。

4. 放置标本

将所要观察的标本由切片盒内取出，按顺序摆放在切片盒盖上左侧。取 1 张切片，先肉眼观察组织切片的外形、大小、颜色及盖片有无破损；然后盖片朝上，把玻片平放在载物台上，用玻片夹固定好。转动载物台下方的两个旋钮，使玻片上组织标本的部位对准集光器中心，以便进行观察。

5. 低倍镜观察

慢慢转动粗螺旋使低倍镜头与标本相距 0.5cm 左右，然后用目镜观察，同时用手转动粗螺旋使载物台慢慢向下移动，直到视野内物象清晰为止。低倍镜主要用于观察组织结构、层次、细胞数量、种类、染色等，观察整体器官的组织结构。并要注意观察标本的全貌。

6. 高倍镜观察

首先在低倍镜下把要观察的部分移至视野中央，然后把物镜转换器转换 40×镜头，再适当调节细螺旋使物象清晰。高倍镜重点观察细胞形态、细胞核、细胞质、细胞间关系等。

7. 观察后的处理

将切片标本取下按编号放回盒内。叉开物镜镜头，下降载物台，套上防尘罩，把显微镜放回柜中，在仪器登记本上填写使用情况。

二、石蜡切片标本制备法和观察注意事项

用光学显微镜观察机体的微细结构，必须事先把组织器官制备成能透光的薄片。组织学实验中使用的组织学切片绝大部分为石蜡切片。

（一）石蜡切片的制作过程

1. 取材

力求新鲜，避免死亡过久使机体组织结构发生变化。

2. 固定

将组织切成适当小块，浸入固定液中。固定液可使细胞组织的主要生化成分凝固保持其结构。最常用的固定液是 10% 甲醛溶液。

3. 脱水

组织块经过 70% 乙醇→80% 乙醇→90% 乙醇→100% 乙醇梯度浸泡，脱出所含水分。由于水与包埋用的石蜡不相溶，因此要脱去水分。

4. 透明

乙醇与石蜡亦不相溶，故用二甲苯脱出组织块中的乙醇。当二甲苯充分浸透组织时，组织块呈现透明状。

5. 浸蜡

将透明后的组织块浸入融化的石蜡中（56℃~60℃），经 2~3h 使石蜡充分渗透组织内部。

6. 包埋

将浸蜡后的组织块放入含有已融化石蜡的小盒内，使之冷却变硬。

7. 切片

将含组织块的蜡块修整后，在切片机上切出 5~10 μm 厚的切片，贴附于玻片上。

8. 染色

切片在进行染色前，要先用二甲苯脱蜡，经乙醇到水，脱蜡之后再染色。最常用的

染色法为苏木精（Hematoxylin）－伊红（Eosin）染色法，简称 HE 染色法。配制后的苏木精为碱性染液，易与酸性物质结合，可使细胞核内的染色质及细胞质内的核糖体等染成蓝紫色，组织结构的这种性质称为"嗜碱性"。配制后的伊红是酸性染料，易与碱性物质结合，可使多数细胞的胞质染成粉红成，组织结构的这种性质称为"嗜酸性"。

9. 封固

染色后的标本经各级乙醇脱水、二甲苯透明后，用树胶加薄薄的小方形盖片封固。

在组织学研究中，除石蜡切片 HE 染色外，还常用其他制片染色方法，如肠系膜铺片镀银染色观察单层扁平上皮，血涂片瑞氏染色或姬姆萨染色观察血细胞，嗜铬染色观察神经组织，骨磨片大丽紫染色观察骨细胞，空肠爱尔新兰－PAS 复合染色观察杯状细胞及纹状缘，弹性染色观察弹性软骨等等。

（二）观察切片标本时应注意的问题

1. 学会运用空间思维方式

由于切片标本极薄，在人们的视野中呈现为二维的平面结构。但细胞和组织、器官本身都是三维的立体结构。因此切片观察者必须运用空间思维，使看到的平面结构回归到细胞、组织、器官原来的立体结构。此外，由于切片部位和方向的不同，同一组织（如单层柱状上皮）或同一直管可呈不同的切面图像。

2. 避免人工假象

在标本制备过程中，常常不可避免地产生一些对组织的损伤，即人工假象。如上皮细胞部分脱落，组织间出现裂隙等。

3. 注意染色的问题

关于组织细胞颜色的描述，是按大多数染色的情况下得出的。但非同一次、同一条件下的染色是有区别的，应根据同一张切片来比较染色的深浅以及判断组织的嗜酸性和嗜碱性。

三、组织学绘图要求

在组织学观察过程中，绘图是一项重要的基本训练。在认真观察标本的基础上，通过绘图记录，能够加深对所学内容的理解与记忆，并可作为复习参考。绘图有两种方式：一是绘制镜下实物图；二是结合镜下所见与理论绘半模式图。绘图时要注意各部分之间的大小比例、数量比例及颜色深浅关系。绘 HE 染色的标本图，要用红色绘画镜下所见红、粉色的嗜酸性物质结构（例如胞质），用蓝色绘画镜下所见蓝色的嗜碱性物质结构（例如细胞核），同种颜色可深浅运用，点线描画。图中注字应规整，标线应平行整齐。图的上面标注观察内容，图的下面注明标本名称、染色方法、放大倍数及绘图日期。

实验一　基本组织

【实验目的】

掌握四大基本组织的结构特点、细胞种类，熟悉它们的分布特点（神经组织在器官组织中学习）。重点学习单层柱状上皮、复层扁平上皮、疏松结缔组织、骨骼肌的镜下观察。熟悉显微镜的使用方法。

【实验内容】

1. 上皮组织

（1）单层柱状上皮

材料：人小肠（纵断）。

方法：HE 染色。

肉眼观察：在标本的一侧有几个大突起，称为皱襞，在这些皱襞的表面及皱襞之间又有许多小突起，即小肠绒毛。

低倍镜：在肠腔面可见到各种不同断面的小肠绒毛。选择切面规则，上方细胞排列整齐的绒毛观察。找到绒毛的表面，可见一层细胞，细胞顶部染色浅，为细胞质部分，基底部有一层细胞核。

高倍镜：上皮细胞的形态为柱状，细胞界限不清；核椭圆形，紫蓝色染色深，位于细胞基底部。细胞质染成淡粉色，游离面可见厚度均匀一致，颜色较深的纹状缘。在柱状细胞之间还可见杯状细胞，细胞的上部染色淡，核呈三角形或扁平形，染色深，位于细胞基底部。上皮下基膜不明显。

（2）单层立方上皮

材料：人甲状腺。

方法：HE 染色。

低倍镜：可见大小不等的圆形结构，圆圈周边有一层细胞，中央是粉色均质物质。

高倍镜：细胞层为单层，由高低不等的方形细胞组成，细胞核圆而且大，占据细胞的大部分，胞质淡粉色。

（3）假复层纤毛柱状上皮

材料：人气管（横断）。

方法：HE 染色。

肉眼观察：此标本是气管横断面的一部分，凹面为腔面。

低倍镜：找到管壁的内表面，可见表面有一层上皮，细胞核 2～4 层，细胞层表面有淡粉色的边缘，即假复层纤毛柱状上皮。

高倍镜：可见上皮由 4 种细胞构成，由于细胞高矮不等，故细胞核排列不在同一水平面。

柱状细胞：数量最多，呈柱状，顶端达上皮的游离面。核椭圆形，多位于细胞的上部，故多排列在整个上皮的浅层。细胞游离面可见密集而规则排列的纤毛。

梭形细胞：位于柱状细胞之间，胞体为梭形，核椭圆形，位于细胞中央，在整个上皮中为最贴近基膜的一层细胞核。

锥体形细胞：胞体小，呈锥体形，排列在基膜上，核圆形，位于细胞中央。

杯状细胞：位于柱状细胞之间，胞质染色浅白，核为三角形或扁平形，染色深，位于细胞基底部。

上皮下可见较明显的基膜，呈均质状，染成浅粉色，较明亮。

（4）复层扁平上皮（复层鳞状上皮）

材料：人食管（横断）。

方法：HE 染色。

肉眼观察：食管切片圆形或椭圆形，中空形态，管壁的内表面凹凸不平，并可见紧贴腔面有一层紫蓝色的部分，即复层扁平上皮。

低倍镜：上皮细胞层数较多（十几层到几十层），游离面细胞结构不明显，扁平；基底层细胞颜色蓝紫；底层向表层过度，细胞核颜色变淡；从表层到深层细胞有扁平、大多角、小多角、小立方的形态变化。

高倍镜：表层的数层细胞呈扁平形，为未角化扁平细胞层，细胞中胞质含颗粒；向下数层细胞呈多边形，为颗粒细胞层，胞质色浅，细胞核圆形或椭圆形；再向下数层细胞略小呈多边形，为棘细胞层，胞质色深，细胞核圆、染色深；基底层由一层立方形或矮柱状细胞组成，细胞排列较紧密，核椭圆形，染色深，为基底细胞层（也称生发层）；生发层底缘粉色线为上皮的基底膜。上皮与结缔组织之间的连接高低不平，呈乳头状。

附：皮肤

材料：人指皮。

方法：HE 染色。

肉眼观察：染色较深的部分为表皮，其下方染色较浅的部分为真皮和皮下组织。

高倍镜：指皮是角化的复层扁平上皮，较厚，基底部凸凹不平，又称表皮。表皮与真皮分界清楚。由基底层到表面可分为 5 层结构。

（1）基底层　位于基膜上，由一层矮柱状的基底细胞组成。细胞界线不清，胞质嗜碱性较强，核呈椭圆形。

（2）棘层细胞层　在基底层的上面，由数层多边形棘细胞组成。

（3）颗粒细胞层　由 3~5 层梭形的上皮细胞组成，胞质含有强嗜碱性透明角质颗粒，染深蓝色，核浅染。

（4）透明层　较薄，细胞界限不清，或为均质透明状，呈嗜酸性。

（5）角质层　较厚，角质细胞分界不清楚，胞质呈粉红色。可见纵行穿过角质层的汗腺导管断面（白腔）。

---

2. 疏松结缔组织

材料：大鼠肠系膜。

方法：铺片，HE、地依红和硫堇染色。

为了显示疏松结缔组织中的巨噬细胞，在活体通过腹腔（或血管）注入台盼蓝染料后再取材制成标本。

低倍镜：可见纵横交错，排列疏松的纤维，纤维间分布有许多细胞。浅粉色的带状纤维为胶原纤维束，棕红色较弯曲的细丝为弹性纤维。细胞多为成纤维细胞，还可见到肥大细胞、巨噬细胞等。

高倍镜下可见：

（1）胶原纤维　宽粗的纤维，染成粉红色，排列成束或有交叉，粗细不等，折光性较弱。

（2）弹性纤维　粗细是弹性纤维的 1/5～1/10，染成棕红色细丝状，多单根走行，末端常弯曲或分枝，折光性较强。

（3）成纤维细胞　为疏松结缔组织中最基本的细胞，靠近纤维结构处数量较多。细胞界限不清，胞体难以见到，只能见到细胞核；核椭圆形，较大，棕红色（或紫红色），染色浅，核仁明显。

（4）巨噬细胞　胞体不规则，细胞界限不清，胞质中可见被吞噬的大小不等、分布不均的蓝色颗料。核小而圆，棕红色，染色深。

（5）肥大细胞　圆形或卵圆形，常成群排列；胞质内充满粗大、均等的紫红色异染性颗粒；核圆或卵圆形，棕红色，染色浅。

此外，有时还隐约可见肠系膜两面间皮的细胞核，该核较大，卵圆形，染色浅，核仁清楚。

3. 骨骼肌

材料：人骨骼肌（纵、横断）。

方法：HE 染色或苏木染色。

肉眼观察：标本上长形组织纵断，粉色为 HE 染色，蓝紫色为苏木染色。

低倍镜：纵断面标本中可见长带状的骨骼肌纤维（骨骼肌细胞）平行排列，胞质内与细胞平行、纤维状粉染的是肌原纤维（苏木染色呈蓝紫色），横断面的骨骼肌纤维是圆形或多边形，胞质嗜酸性，染成粉红色；肌细胞是多核细胞，核位于细胞膜下，所以纵断肌纤维细胞核许多位于细胞之间或边缘，位于细胞中的较少；微调显微镜可见，纵断的肌纤维有横向的明暗横纹。

高倍镜：在纵断面上每条肌纤维都具有明显的明暗相间的横纹，转动微调旋钮时明暗变化明显，苏木染色尤其清楚；有多个细胞核，呈椭圆形，分布在肌细胞膜的内、外侧；横切面的肌纤维胞质内肌原纤维呈点状分布，核位于肌纤维周边。肌纤维之间可见少量结缔组织及血管。

4. 血细胞

材料：人外周血液。

方法：涂片，吉姆萨（Giemsa）染色或瑞氏染色

肉眼观察：血液涂片一般为长舌状，分头、体、尾三部分，头部涂片厚，尾部涂片薄。

低倍镜：找涂片较薄的尾部、细胞单层的位置观察。在视野内可见很多无核、浅红色的小细胞，均为红细胞。此外，还可见小量有核的细胞，为白细胞，核呈紫蓝色（在涂片的边缘较多）。

高倍镜：红细胞数目最多，圆盘形、无核，中心淡染；血小板蓝紫色，在血细胞之间，常成群存在，最小，形态不规则，中央含有许多紫红色血小板颗粒；白细胞数量少，周边和涂片末尾易于观察，可观察到 5 种白细胞。

（1）中性粒细胞　在白细胞中数目最多，比红细胞大，圆形，3～5 个分叶核，胞质染色蓝浅，其中含有细小、粉红色的中性颗粒。

（2）嗜酸粒细胞　数目较少，核分两叶，如"八"字形，胞质中含有许多粗大而均匀排列的橘红色颗粒，特征是细胞膜不清晰，但细胞核明显，易于观察。

（3）嗜碱粒细胞　数目极少，通常在标本上找不到，特征是胞质中含有大小不等、分布不均匀的紫蓝色颗粒，核形不规则，常被颗粒覆盖，但细胞膜边缘清晰。

（4）淋巴细胞　数目较多，多为小淋巴细胞，其胞体与红细胞大小相仿，核圆或一侧有小凹陷，染色深。胞质很少，天蓝色，有时可有少量细小的紫红色嗜天青颗粒。

（5）单核细胞　是白细胞中体积最大的细胞，圆或椭圆形，胞质丰富，浅灰蓝色，可见少量嗜天青颗粒。核为肾形、卵圆形或马蹄铁形，往往偏于细胞一侧，染色质呈细网状，染色淡。

白细胞中，中性粒细胞、嗜酸粒细胞和嗜碱粒细胞的大小相仿，淋巴细胞比红细胞略大，单核细胞体积最大，观察中注意细胞大小的比例。

【绘图要求】

1. 绘制单层柱状上皮（小肠）镜下图

标注：柱状上皮细胞、杯状上皮细胞、细胞核、小肠绒毛、基膜。

2. 绘制复层扁平上皮（指皮）镜下图

标注：基底层、棘细胞层、颗粒细胞层、扁平层（角化层）。

3. 绘制疏松结缔组织镜下图

标注：胶原纤维、弹性纤维、成纤维细胞（核）、巨噬细胞（核）、基质。

4. 绘制骨骼肌纤维镜下图

标注：细胞膜、细胞核、肌原纤维、横纹。

实验二　主要器官组织学观察（Ⅰ）

【实验目的】

学习循环系统、消化系统主要器官组织结构；掌握心肌、中动脉、中静脉、胃腺、小肠、肝脏的镜下结构；熟悉微循环的组成，观察微循环活体流动。

【实验内容】

1. 心肌组织

材料：人心脏。

方法：HE染色或铁苏木素染色。

低倍镜：心室部分可见心肌纤维的各种断面。观察纵断面，可见心肌纤维呈短柱状，有分枝，互相连接成网，胞质嗜酸性，染成粉红色，核呈卵圆形，位于中央；心肌纤维横断面呈圆形、多边等不规则形，有的有核，呈大小不等圆形，位于肌纤维中央。

高倍镜：在纵断面上心肌纤维呈短柱状，微调显微镜，可见有横纹但不十分明显，肌原纤维疏松，分布在核周边部。细胞之间可见呈阶梯状、染色较深、细浅状的横线是闰盘。核呈卵圆形，1~2个，位于细胞中央，核的两端可有棕黄色的脂褐素颗粒。横断面可见核的周围染色较浅。心肌纤维之间有少量的结缔组织及丰富的毛细血管。

镜下铁苏木素染色，可以清楚地观察到心肌纤维的横纹及闰盘。闰盘被染成蓝黑色，相邻两个闰盘之间为一个心肌细胞，偶尔中央可见 2 个细胞核。

2. 中动脉、中静脉

材料：人中动脉、中静脉（横断）。

方法：HE 染色。

肉眼观察：管腔较圆、壁厚者为动脉，管腔不规则且壁薄者为静脉。

（1）中动脉

低倍镜：先将内、外弹性膜找到，可分清内、中、外三层膜的界限。

内弹性膜：在靠近管腔面，可见一亮粉色波纹状的线条，即为内弹性膜。它是内膜和中膜的分界线。

外弹性膜：在肌性中膜与外膜结缔组织交界处，可见发亮的粉色弹性纤维层，即为外弹性膜（层）。此为中膜与外膜的分界线。

高倍镜：自腔内向外逐层观察。

内膜：内皮为单层扁平上皮，位于管腔最内面，只见一层蓝色细胞核略向腔内突出，胞质不清楚，有的地方内皮脱落；内皮下层较薄，由较为细密的胶原纤维和弹性纤维构成，有时可见少量平滑肌纤维；内弹性膜为一条亮粉色呈波浪状走行的带。

中膜：最厚，主要由十层左右环行的平滑肌构成，肌纤维间有少量胶原纤维和弹性纤维。

外膜：稍薄，由结缔组织构成。外弹性膜较内弹性膜稍厚，弹性纤维多纵行排列，故切片上为一层亮粉色大小不等的点状结构。结缔组织位于外弹性膜的外方，结构疏松，其中可见小血管和神经束。

（2）中静脉 镜下与中动脉对比观察，了解其结构特点。

内膜：很薄。只见内皮及内皮下层极少量的结缔组织，内弹性膜不明显。

中膜：较薄。只几层环行平滑肌束，排列疏松，肌束间结缔组织较多。

外膜：较厚。由结缔组织构成，无外弹性膜，其内可以看到被横断的纵行平滑肌束。

3. 胃

材料：人胃底部。

方法：HE 染色。

低倍镜：分清胃壁 4 层结构，然后重点观察黏膜的构造。

（1）黏膜

上皮：为单层柱状上皮，可见上皮形成凹陷，即胃小凹。镜下可见胃小凹的各种断面。

固有层：可见胃底腺几乎占满整个固有层，腺体之间仅有少量的结缔组织成分。腺体被切成各种断面。选择一个与胃小凹底相通、而且腺管比较完整的纵切面，大致区分出腺的颈部、体部和底部作为高倍镜的观察重点。另外，固有层结缔组织中含有较多的淋巴细胞、浆细胞、嗜酸粒细胞及分散的平滑肌纤维，有时可见孤立淋巴小结。

黏膜肌层：大致可分为内环行和外纵行两层。

（2）黏膜下层　由疏松结缔组织构成，可见较大的血管和神经等。

（3）肌层　较厚、可分内斜、中环、外纵三层平滑肌，但层次多不易分清。

平滑肌纤维纵断呈长梭形，胞质嗜酸性染成粉红色，核蓝色呈长椭圆形或杆状，位于细胞中央。平滑肌纤维横断呈大小不等的圆形或多边形，有的肌纤维内可见圆形细胞核。平滑肌纤维之间有少量结缔组织和血管。

（4）浆膜　是由结缔组织和外表面的间皮（单层扁平上皮）组成。

高倍镜：

（1）上皮　是单层柱状上皮（注意上皮内无杯状细胞，上皮表面无纹状缘），柱状细胞顶部的胞质内充满黏原颗粒，HE 染色的标本上，着色浅，呈现透明状，细胞核椭圆形，位于细胞基部，核仁明显。

（2）胃底腺

壁细胞：主要分布在腺体的颈部和体部。细胞较大，呈圆形或三角形，胞质嗜酸性，染成红色；核圆形，位于细胞中央，有时在一个细胞中可见双核。

主细胞：数量较多，主要分布在腺体的体部和底部。细胞呈柱形，细胞间界限不清，胞质嗜碱性，染成淡蓝色，核圆形，位于细胞的基部。

颈黏液细胞：数量较少，位于胃底腺颈部，夹在壁细胞之间。细胞多呈柱状或杯状，胞质着色浅；细胞核扁圆，位于细胞的基底部。

4. 小肠

材料：人空肠（纵断）。

方法：HE 染色。

肉眼观察：切片上可见有数个较高的突起，是小肠环行皱襞的切面，皱襞的表面和皱襞与皱襞之间，可见有许多细小的突起，即肠绒毛。皱襞中央呈粉色的结构为黏膜下层。

低倍镜：首先分清肠壁 4 层结构，然后逐层观察。

（1）黏膜　黏膜表面纵切的绒毛呈指状，横切的绒毛呈圆形。固有层中可见有许多不同断面的肠腺，有时可见孤立淋巴小结。黏膜肌不如胃的明显。

（2）黏膜下层　由疏松结缔组织构成，其中有丰富的血管，有时可见黏膜下神经丛。

（3）肌层　由内环和外纵两层平滑肌组成。两肌层之间常见许多淡染区，为肌间神经丛。

（4）浆膜　由结缔组织和其外面的间皮组成。

高倍镜：

（1）肠绒毛

上皮：绒毛表面被覆有单层柱状上皮，柱状细胞表面可见一条染成深粉色的纹状缘。柱状上皮细胞之间夹有杯状细胞，由于胞质中的黏液颗粒在制片过程中被溶解，故呈空泡状。

绒毛中轴：肠绒毛中轴是固有层的结缔组织，其中可见丰富的毛细血管和散在纵行的平滑肌纤维，较多的淋巴细胞、浆细胞和巨噬细胞等。有时可见中央乳糜管。

（2）小肠腺　于黏膜固有层中，是单管状腺，镜下可见各种断面。从相邻的绒毛根部找一个肠腺的纵切面，注意观察肠腺的各种细胞。①吸收细胞和杯状细胞：与绒毛上皮相同。②潘氏细胞：呈锥体形，常三五成群位于小肠腺的基部，细胞顶部胞质内含有嗜酸性分泌颗粒。

（3）肌间神经丛　在小肠环层和纵层肌之间易发现，呈卵圆形，周围有结缔组织包裹，神经丛内有两种细胞成分：①神经细胞，胞体较大，胞质染色深；核大，圆形，核仁大而清晰。②神经胶质细胞，位于神经细胞的周围。细胞较小，核圆形或椭圆形，染色深。

5. 肝脏

材料：人或猪的肝脏。

方法：HE染色。

低倍镜：猪的肝实质被结缔组织分隔成许多界线清晰的区域，呈多边形，即肝小叶。肝小叶分界清楚，区域中的静脉是中央静脉，但中央静脉不都在肝小叶的中央；与中央静脉相通的间隙是肝血窦，可以见到红细胞；血窦之间粉色的条索状结构叫肝细胞索。几个肝小叶之间结缔组织多的地方是门管区，其内有管道结构。

人肝小叶的界限不明显。镜下可见有许多圆形的小腔，为中央静脉，其周围有许多粉色小条向四周呈辐射状排列，为肝细胞索。肝索之间的间隙是肝血窦，门管区特征与猪的类似。

高倍镜：

（1）肝小叶

中央静脉：管壁薄，仅由一层内皮细胞及少量结缔组织围成，壁上有肝血窦的开口。

肝索：互相分叉成网，由多边或圆形肝细胞组成。肝细胞的胞质嗜酸性，含有粒状或小块状的嗜碱性物质。细胞核圆形，多数肝细胞有一个核，位于细胞中央；部分肝细胞有2个核，核内染色质较稀疏，核膜清楚，核仁1~2个。

肝血窦：窦腔不规则，窦壁由内皮细胞（窦上皮）组成。窦腔中含有胞体较大，具有突起的星形细胞，即肝巨噬细胞或枯否细胞（Kupffer细胞），此细胞有吞噬功能，在一些肝血窦腔中能见到血细胞。窦上皮与肝细胞之间的一些部位可见缝隙，叫窦周隙。

（2）门管区

小叶间胆管：管壁由单层立方上皮或低柱状上皮组成。

小叶间动脉：管腔小而圆，壁较厚，内皮外有环行平滑肌。

小叶间静脉：管腔大而不规则，且壁很薄。

小叶下静脉是肝小叶之间有时单独走行的小静脉，其口径较中央静脉的大，管壁稍厚（周边的结缔组织稍多一些）。

6. 微循环动态观察

材料：蟾蜍肠系膜。

方法：取蟾蜍1只，破坏脑、脊髓后，将蟾蜍腹部向上放置在有孔的载物板上，腹部一侧剪1cm左右小口，将肠带肠系膜拉出覆盖到孔上，用大头针固定肠到载物板上，低倍镜、高倍镜观察肠系膜微循环。

低倍镜：可见较粗的小动脉和小静脉，小动脉管壁厚，血流快，小静脉管壁薄，血流速度慢。

高倍镜：移动显微镜微调，可见很多只可通行一个红细胞的细小管道，随脉搏震荡，血流不动或有时移动，这是真毛细血管网；只可通行一个红细胞的细小管道，血流缓慢连续，为通血毛细血管；快速通过 2 个红细胞直径的小血管为微动脉；缓慢通过 2~3 个红细胞直径的小血管的是微静脉；寻找连接微动脉和微静脉的短小血管，血流速度快，是动静脉吻合。

【绘图要求】

1. 绘制心肌镜下图

标注：肌原纤维、细胞核、闰盘。

2. 绘制中动、静脉镜下图

标注：中动脉、中静脉、内膜层、中膜层、外膜层。

3. 绘制胃腺镜下图

标注：胃黏膜上皮、壁细胞、主细胞、颈黏液细胞。

4. 绘制肝脏镜下图

标注：中央静脉、门管区、肝细胞索、肝血窦。

实验三　主要器官组织学观察（Ⅱ）

【实验目的】

学习呼吸系统、泌尿系统和神经系统主要器官组织结构；掌握气管、肾脏、脊髓的镜下结构；熟悉肺和大脑皮层的组织结构；了解膀胱的变移上皮。

【实验内容】

1. 气管

材料：人气管（横断）。

方法：HE 染色。

肉眼观察：含有深蓝色的部分为软骨部，粉红色部分为膜部，凹面为气管黏膜面。

低倍镜：管壁由内向外分黏膜、黏膜下层和外膜。

高倍镜：

（1）黏膜　位于气管最内层，由上皮和固有层构成。上皮是假复层纤毛柱状上皮。柱状细胞间有杯状细胞，柱状细胞游离面可见纤毛，上皮下基膜较明显，呈粉红色带状结构。固有层位于上皮下，由结缔组织构成。其中可见纵行弹性纤维（气管横切片上弹性纤维呈红色点状）、气管腺的导管、小血管和淋巴细胞。

（2）黏膜下层　位于黏膜下方，由疏松结缔组织构成，与固有层无明显界限，其中含有混合性的气管腺及腺导管。腺体可作为黏膜下层的标志。

（3）外膜　由结缔组织和透明软骨构成。膜部由结缔组织和环行平滑肌构成，其中含有较多的气管腺。

2. 肺

材料：人肺。

方法：HE 染色。

低倍镜：切片主要为呼吸部，大部分是肺泡，其中可见少量小支气管、细支气管和终末细支气管。

（1）肺内小支气管　管腔较大，管壁由黏膜、黏膜下层、外膜构成。

黏膜：表面被覆有假复层纤毛柱状上皮，柱状细胞间夹有杯状细胞，固有层变薄，深层有平滑肌束。

黏膜下层：位于黏膜深层平滑肌束的外侧，由疏松结缔组织构成，其中含有混合腺。

外膜：与黏膜下层没有明显分界，由透明软骨小片和结缔组织构成，其中所见的小血管为支气管动、静脉的分支，此外还有小神经束。

（2）细支气管和终末细支气管　管腔小于小支气管，壁薄，黏膜突向管腔形成许多纵行皱襞。细支气管的结构特点是起始段上皮与小支气管相似，随后上皮渐变为单层纤毛柱状，上皮内的杯状细胞和黏膜下层的混合腺及外膜的软骨片明显减少乃至消失，而黏膜层的平滑肌相对增多。终末细支气管的结构特点是杯状细胞、混合腺、软骨完全消失，平滑肌形成完整的环形。

（3）呼吸性细支气管　由于管壁上出现肺泡，管壁很不规则、不完整，上皮为单层柱状或单层立方上皮，其深面有少量的结缔组织与平滑肌束。

（4）肺泡管及肺泡囊　管壁几乎全由肺泡围成的管为肺泡管。相邻肺泡开口处肺泡隔末端呈结节状膨大（在 HE 染色标本呈粉红色）。肺泡囊是许多肺泡的共同开口处，相邻肺泡开口处无结节状膨大。

（5）肺泡　切片中所见到的囊泡状结构多数都是肺泡，相邻肺泡之间的结构为肺泡隔。

高倍镜：重点观察肺泡和肺泡隔的结构。

肺泡壁两种上皮不易区分，偶尔在肺泡壁上可见较大的立方细胞突向肺泡腔，为Ⅱ型肺泡上皮细胞，其他为Ⅰ型肺泡上皮细胞。肺泡隔内有丰富的毛细血管及大量的胶原纤维和弹性纤维。此外，在肺泡隔或肺泡腔内常见到一种体积大的圆形细胞，为肺泡巨噬细胞，胞质内见到被吞噬的黑色颗粒时，巨噬细胞则称为尘细胞。

3. 肾脏

材料：人肾。

方法：HE 染色。

肉眼观察：动物标本为一个肾叶的纵切面，表层红色部分是肾皮质，深部色淡是肾髓质，人肾脏切片可由几小块构成。

低倍镜：

（1）被膜　是包在肾脏表面的一层致密结缔组织薄膜。

（2）皮质　位于肾实质的外周部分，包括皮质迷路和髓放线两种结构。皮质内有许多圆球形结构为肾小体，在髓放线之间，含有肾小体的部位是肾皮质迷路，在皮质迷路内可见有小叶间动、静脉。皮质迷路之间的一些纵断直行的肾小管和集合小管，构成髓放线。

（3）髓质 位于肾皮质的深层，主要由纵行的肾小管和集合小管构成。在皮、髓质交界处的较大血管为弓形动、静脉。

高倍镜：

（1）肾小体

肾小球：呈圆球形，数量较多。位于肾小体中央，镜下可见大量毛细血管各种断面以及一些蓝色细胞核，但不易区分为哪一种细胞的核。一般较为长杆状的是毛细血管上皮细胞核，椭圆形较大的为足细胞核。

肾小囊：为双层囊，肾小体外周是单层扁平上皮，构成肾小囊壁层；包在血管球毛细血管表面的是肾小囊脏层，为足细胞，因与毛细血管内皮紧紧相贴，所以不易分清。

肾小囊腔：肾小囊壁层与脏层之间较窄的腔隙为肾小囊腔。

（2）肾小管

近端小管：位于肾小体附近，数目较多，可见各种断面，管腔小而不规则，管壁细胞为锥体形，细胞较大，细胞界限不清，核圆形，位于细胞基部，胞质嗜酸性较强，染成粉红色，细胞游离面的刷状缘由于被破坏，故表面不整齐。

远端小管：也位于肾小体附近，但数量较少，管腔大而规则，管壁较薄，由立方上皮构成，染色浅，细胞界限较清楚，核圆形位于细胞中央。有时在肾小体血管极附近可见远端小管切面，其靠近血管极侧的上皮细胞排列比较紧密，细胞呈柱状，核呈椭圆形排列密集，此即致密斑。

近端小管直部及远端小管直部：位于髓放线及髓质内，结构分别与近端小管曲部，远端小管曲部相似，只是近端小管直部上皮略矮。

细段：位于髓质，管腔较小，由单层扁平上皮构成，含核部位较厚，胞核向管腔内隆起，注意与毛细血管区别，毛细血管腔内多有红细胞，且内皮较细段上皮薄，核扁，染色深。

（3）集合小管 分布于髓放线内或髓质内，管腔较大，管壁由单层立方上皮或单层柱状上皮构成，细胞界限清楚，染色较淡。

4. 膀胱

材料：人膀胱。

方法：HE 染色。

肉眼观察：此标本为膀胱壁的切片，凹凸不平染色深的一面是膀胱的内表面。

低倍镜：膀胱壁分为黏膜层、黏膜下层、肌层和浆膜层，找到膀胱壁内表面的上皮部分，细胞层数较多，表层细胞较大。

高倍镜：浅层细胞为大的立方形或矩形，胞质表面深染，有 1～2 个细胞核，此为盖细胞；中间数层细胞为多边形，有些呈倒置的梨形；基底层细胞为一层矮柱状或立方形的细胞，基膜不明显。

5. 脊髓

材料：猫或兔脊髓（横断）。

方法：嗜铬染色或 HE 染色。

肉眼观察：此标本为脊髓横断面，其中央可看到深染的"H"形（或蝴蝶形）结构，为脊髓的灰质。灰质的一端比较宽大为前角；另端比较细小为后角。周围染色浅的部分为脊髓的白质。

低倍镜：断面周围是白质，是传导束的横断，呈许多中央有一小点的圆形空圈状。灰质染色深，找到前角，可见许多体积较大的多角形细胞，单个或成群排列，为前角多极运动神经元，神经元周围是胶质细胞和基质。选择其中结构完整的、可见有胞核的神经元，用高倍镜观察。

高倍镜：

（1）胞体　运动神经元胞体呈多角形，胞体内可见细胞核和尼氏体结构。

细胞核：核大而圆，多位于胞体的中央。核质染色淡，核内异染色质少，故核呈空泡状，核仁清楚可见。

嗜染质（尼氏体）：胞质中充满紫蓝色（嗜铬染色呈棕黄色）小块状或颗粒状结构，为嗜染质。

（2）突起　从胞体发出多个突起，由于切片原因，仅见突起根部，轴突、树突难以区分。

在神经元周围有许多小的圆形细胞核，为神经胶质细胞核。

6. 大脑

材料：人或哺乳动物大脑。

方法：嗜铬染色或 HE 染色。

肉眼观察：有弧形隆起的表层为皮质，深部为髓质。

镜下观察：

（1）皮质　由神经元和神经胶质细胞构成。根据神经元的大小、形态及分布可将皮质由浅至深分为 6 层。

分子层：位于皮质最浅层，神经细胞数量少，体积小，排列稀疏，镜下看不清细胞的形态。

外颗粒层：厚度与分子层相当，神经细胞较密集，由较多颗粒细胞及少量小锥体细胞组成。其中小锥体细胞的形态清楚，胞体呈锥体形。

锥体细胞层：此层较厚，与外颗粒层无明显分界，神经细胞排列较稀疏，可见较多中型锥体细胞。

内颗粒层：由大量颗粒细胞与少量锥体细胞组成。

节细胞层：主要为分散的大锥体细胞。

多形细胞层：神经细胞较少，形态多样，镜下看不清各种细胞的形态。

（2）髓质　染为浅粉色，神经纤维排列较为整齐，其中可见神经胶质细胞。

7. 神经纤维观察（学生自己操作，自制标本）

材料：蛙坐骨神经。

方法：取新鲜的蛙坐骨神经一小段，置载玻片上，滴少许任氏液，用剥离针充分分离（沿着神经纤维长轴方向），加盖玻片，即可观察。

低倍镜：将光线调暗，找到分散的神经纤维，换高倍镜观察。

高倍镜：观察分离较好的单根神经纤维的结构。

轴突：为神经纤维中央发暗较粗的部分。

髓鞘：包绕在轴突外方一薄层黄绿色发亮的结构，尚可见斜行的髓鞘切迹。

神经膜：于髓鞘外方较细的一条暗线，即神经膜。

【绘图要求】

1. 绘制气管镜下图

标注：黏膜上皮、纤毛、杯状细胞、上皮基膜。

2. 绘制肺泡模式图

标注：Ⅰ型肺泡细胞、Ⅱ型肺泡细胞、毛细血管上皮、基膜、肺泡弹性纤维。

3. 绘制肾脏镜下图

标注：肾小球、肾小囊腔、近端小管、远端小管。

4. 绘制脊髓镜下图

标注：神经元、细胞核、胞质、尼氏体、突起。

实验四　主要器官组织学观察（Ⅲ）

【实验目的】

学习内分泌和生殖系统主要器官的组织结构；掌握甲状腺和卵巢的镜下组织结构；熟悉腺垂体和睾丸镜下组织结构；了解肾上腺的组织结构。

【实验内容】

1. 甲状腺

材料：人甲状腺。

方法：HE 染色。

镜下：

（1）被膜　由薄层结缔组织组成。

（2）滤泡　在甲状腺实质内可见有大小不等，圆形或椭圆形的滤泡。滤泡壁为单层上皮围成，上皮细胞通常为立方形。滤泡腔内充满红色胶质。

（3）滤泡旁细胞　在滤泡上皮细胞之间及滤泡之间可见单个存在或成群存在的滤泡旁细胞，此细胞比滤泡上皮细胞稍大，胞质着色浅。

（4）结缔组织和毛细血管　分布在滤泡之间。

2. 肾上腺

材料：人肾上腺。

方法：HE 染色。

肉眼观察：标本呈三角或半月形。周围为皮质，中央为髓质。

低倍镜：

（1）被膜　由结缔组织组成。

（2）皮质　位于被膜的深层，自外向内依次分为3个带，细胞呈团状排列，染色深的球状带；细胞索条状排列染色浅的束状带；细胞索互相连接成网，染成红色的网状带。

（3）髓质　与皮质不同，中央有一条中央静脉。

高倍镜：

（1）球状带　此带最薄。由较小的柱状或多边形细胞排列成球团状，胞核小着色深，略呈嗜碱性。细胞团间有窦状毛细血管和少量结缔组织。

（2）束状带　此带最厚。细胞平行排列成细胞索，细胞较大，呈多边形，胞质染色浅，呈空泡状。细胞索间有丰富的窦状毛细血管和少量结缔组织。

（3）网状带　位于皮质最深层，紧贴髓质。细胞索相互吻合成网，细胞较束状带细胞小，胞核圆，胞质嗜酸性，可见有棕黄色的脂褐颗粒。

（4）髓质细胞　呈多边形，胞体大，核圆，位于细胞中央，细胞排列成索并连接成网。经铬盐处理的标本，可见胞质内有许多黄褐色的嗜铬颗粒，因此，胞质呈棕黄色。髓质中可见为数很少的交感节细胞，胞体大而不规则，核大而圆，染色浅，核仁明显，胞质染色深。

3. 脑垂体

材料：狗脑垂体。

染色：HE 染色。

肉眼观察：在标本一侧染色深的部分是远侧部（垂体前叶），另一侧染色浅的部分是神经部（垂体后叶），两者之间为中间部，远侧部上方为结节部。

低倍镜：外缘有结缔组织被膜。远侧部细胞密集成团、成索，彼此连接成网，细胞团、索之间有丰富的血窦。中间部狭长，可见几个大小不等的滤泡，腔内充满红色胶质。神经部染色最浅，细胞成分少，主要是神经纤维。

高倍镜：

（1）远侧部　主要由3种细胞和血窦组成。

嗜酸性细胞：数量较多，胞体较大的圆形或多边形，胞质内含有粗大的嗜酸性颗粒，染成红色。细胞界限清楚，核圆形，多呈偏心位存在。

嗜酸性细胞：细胞大小不等，为圆形或多边形，胞质内含有嗜碱性颗粒，染成紫蓝色，细胞界限清楚，核圆形。

嫌色细胞：数量最多，一般常成群存在，细胞较小，胞核圆形，胞质色浅，细胞界限不明显。

（2）中间部　常见有大小不等的滤泡，多由较小的细胞所围成，滤泡腔内含有粉红色的胶质，滤泡间也散在一些嫌色细胞和嗜碱性细胞。

（3）神经部　主要由神经胶质细胞和无髓纤维组成。

神经纤维：可见多量存在，切断方向不一，为无髓神经纤维，染成粉色。

垂体细胞：即神经部的神经胶质细胞，位于神经纤维之间，大小和形态不一，胞质内常含有黄褐色的色素颗粒，核圆形或卵圆形。

赦令体：呈嗜酸性，为大小不等均质性团块。

血管：在薄层结缔组织之间有丰富的窦状毛细血管。

4. 睾丸

材料：人睾丸。

方法：HE 染色。

低倍镜：

（1）白膜和纵隔 睾丸外面有一层致密结缔组织的白膜，表面被有间皮，白膜在睾丸与附睾相邻处增厚，内有不规则的腔隙，此处为睾丸纵隔，腔隙即睾丸网。睾丸纵隔之间是睾丸小叶，小叶内有曲细精管（精曲小管），呈圆形、椭圆形断面。

（2）曲细精管和直精小管 是一些上皮管道，管径较粗，管壁较厚，由数层细胞组成的管道为曲细精管；靠近睾丸纵隔，管径很小，只由单层上皮构成者为直精小管。曲细精管之间有胞体较大的嗜酸性细胞为间质细胞。

高倍镜：

（1）曲细精管 由生精上皮组成，生精细胞排列成 6 ~ 10 层。有明显的基膜，贴近基膜有肌样细胞，呈扁梭形。注意观察各级生精细胞和支持细胞的特点。

精原细胞：位于基膜上，细胞呈圆形，胞体较小，核圆形，染色较深。

初级精母细胞：在精原细胞的内侧，有 2 ~ 3 层细胞，胞体最大，呈圆形，核也较大，常呈有丝分裂状态。

次级精母细胞：在初级精母细胞内侧，胞体较小，结构与初级精母细胞相似。在切片上不易见到。

精子细胞：多存在于近管腔处，细胞体积很小，胞质嗜酸性，核圆形，染色很深。

精子：为成熟的生殖细胞，多靠近管腔，精子头部小，呈梨形，染色很深。

支持细胞：位于各级生精细胞之间，细胞高，轮廓不清。核呈卵圆形或三角形，染色浅，核仁明显，位于精原细胞内侧。

（2）睾丸间质细胞 多成群存在于曲细精管间的结缔组织。细胞呈圆形，椭圆形或多角形，胞质嗜酸性，有时可见棕黄色色素颗粒。核大而圆，常偏于细胞一侧，核仁明显。

5. 卵巢

材料：猫或狗卵巢。

方法：HE 染色。

肉眼观察：切片椭圆形，卵巢的周边部分为皮质，其中可见大小不等的囊泡，中央较疏松的部分为髓质。

低倍镜：卵巢的表面覆有单层扁平上皮或立方上皮，其下方由致密结缔组织构成白膜。

（1）皮质 在卵巢的周边部，含有发育不同阶段的各级卵泡和卵泡间的结缔组织。

原始卵泡：位于白膜下方，数量多，体积小，中央有一较大的初级卵母细胞，核大而圆、色浅、核仁明显，初级卵母细胞周围有一层扁平的卵泡细胞。

初级卵泡：中央为增大的初级卵母细胞，表面有嗜酸性均质的透明带，卵泡细胞为单层立方、柱状，或 2~3 层。

次级卵泡：①卵泡腔，初级卵母细胞周围的卵泡细胞层增生，细胞间出现一些大小不一的腔隙，小腔逐渐合并成一个较大的腔，即卵泡腔，内含卵泡液。②卵丘，由初级卵母细胞与周围的一些卵泡细胞组成。因卵泡液增多和卵泡腔扩大，将初级卵母细胞与周围的一些卵泡细胞挤到卵泡腔的一侧，形成一个凸入卵泡的隆起为卵丘，紧贴卵细胞的一层卵泡细胞呈柱状整齐排列成放射状，为放射冠。③颗粒层，构成卵泡壁的卵泡细胞即颗粒层，即卵泡腔周围的卵泡细胞。④卵泡膜，由卵泡细胞外周的梭形细胞组成，分内、外两层。内膜层含有较多的多边形或梭形的膜细胞及丰富的小血管；外膜层纤维多、血管少、细胞也少，并有少许平滑肌细胞。

初级卵泡和次级卵泡可统称为生长卵泡。

成熟卵泡：突向卵巢表面，卵泡腔很大，颗粒层相应变薄。卵泡膜细胞明显环绕。

闭锁卵泡：卵泡的闭锁可以发生在不同的发育时期，原始卵泡与初级卵泡闭锁时的共同特征是卵母细胞发生固缩，形态不规则，卵泡细胞变小和分散，之后卵母细胞和卵泡细胞退化消失，透明带塌陷，最后消失。膜细胞肥大，变成多形的上皮样的细胞，为间质细胞，这些间质细胞被结缔组织和血管分割成分散的细胞团或索，则称为间质腺。

（2）髓质　由疏松结缔组织构成，其中富有血管、神经。

【绘图要求】

1. 绘制睾丸镜下图

标注：曲细精管、支持细胞、生精细胞（多层）、间质细胞。

2. 绘制成熟或生长卵泡镜下图

标注：卵丘（透明带、放射冠）、卵泡腔、颗粒细胞。

3. 绘制甲状腺镜下图

标注：滤泡上皮、滤泡腔、滤泡液、滤泡旁细胞。

4. 绘制垂体镜下图

标注：嗜酸性细胞、嗜碱性细胞、嫌色细胞。

（王　敏　李　彦）

第三章　生理学实验

第一节　生理学常规实验

实验一　肌肉的收缩特征

【实验目的】

观察肌肉收缩的形式以及刺激强度和频率对肌肉收缩反应的影响。

【实验原理】

有神经支配的骨骼肌的兴奋性主要表现为收缩活动。用矩形电脉冲刺激神经时，在一定的刺激时间下，刚能引起肌肉兴奋的刺激称为阈刺激；能引起肌肉发生最大兴奋的最小刺激，称为最适刺激。每个单收缩曲线有 3 个时期，即潜伏期、收缩期与舒张期。骨骼肌收缩形式，不仅与刺激强度有关，还与刺激频率有关。如相继给两个以上的阈上刺激，刺激之间的间隔超过一个单收缩的持续时间，则肌肉将出现一连串各自分离的单收缩；增大刺激频率，刺激间隔大于一次肌肉收缩的收缩期、小于一次肌肉收缩的舒张期，则肌肉产生不完全强直收缩；继续增加刺激频率，刺激间隔小于一次肌肉收缩的收缩期，则肌肉产生完全强直收缩。

【实验对象】

蟾蜍或蛙。

【实验器材】

蛙类手术器械、蛙板、肌槽、肌肉张力换能器、RM6240 多道生理信号采集处理系统（或 BL－420 生物机能实验系统）。

【实验药品】

任氏液。

【实验步骤】

1. 制作坐骨神经－腓肠肌标本

（1）破坏脑和脊髓　取蟾蜍 1 只，左手握住蟾蜍，用示指压住头部前端使头前俯，右手持探针从枕骨大孔垂直刺入，然后向前刺入颅腔，左右搅动捣毁脑组织；将探针抽出再由枕骨大孔向后刺入脊椎管捣毁脊髓，此时如蟾蜍的四肢松软，表示脑脊髓已完全破坏，否则应按上法再进行捣毁。

（2）剪除躯干上部及内脏　在骶髂关节水平以上 0.5～1cm 处剪断脊柱，左手握蟾蟾后肢，用拇指压住骶骨，蟾蜍头与内脏自然下垂，右手持大剪刀沿两侧切除内脏及头胸部，仅留下后肢、髋骨、脊柱及由它发出的坐骨神经。

（3）剥皮　左手提脊柱断端，右手捏住其上的皮肤边缘，向下剥掉全部后肢皮肤将标本放在盛有任氏液的培养皿中。

（4）将手及用过的剪刀、镊子等全部手术器械洗净，再进行下述步骤。

（5）分离两腿　用镊子从背位夹住脊柱，将标本提起，剪去向上突出的尾干骨，然后沿正中线用剪刀将脊柱分为两半，并从耻骨联合中央剪开两侧大腿，这样两腿即完全分离。将两条腿浸于盛有任氏液的培养皿中。

（6）游离坐骨神经　取一腿放于蛙板上，用玻璃钩沿脊柱侧游离坐骨神经，将标本背侧向上放置，把梨状肌及其附近的结缔组织剪断，再循坐骨神经沟找出坐骨神经之大腿部分，用玻璃钩小心剥离，然后从脊柱根部将坐骨神经轻轻提起，剪断坐骨神经的所有分支，将坐骨神经一直游离至腘窝为止。

（7）完成坐骨神经小腿标本　将游离干净的坐骨神经搭于腓肠肌上，在膝关节周围剪掉大腿肌肉并用剪刀将股骨刮干净，然后在股骨中部剪去上段股骨，制成坐骨神经小腿标本。

（8）完成坐骨神经腓肠肌标本　将上述坐骨神经小腿标本在跟腱处穿线结扎后剪断跟腱。游离腓肠肌至膝关节处，然后齐膝关节将小腿其余部分全部剪断。这样就制得具有附着在股骨上的腓肠肌并带有支配腓肠肌的坐骨神经的标本。

（9）检测标本的兴奋性：用任氏液粘湿的铜锌弓迅速接触坐骨神经，如腓肠肌发生明显的收缩，则表示标本的兴奋性良好，即可将标本放在盛有任氏液的培养皿中，以备实验之用。

2. 连接实验装置

（1）根据标本收缩力的大小，选择适当的肌肉张力换能器，将已制备好的标本用丝线系于张力换能器的受力片上，调节换能器的水平位置，拉紧丝线给标本以一定的前负荷。换能器的连线与相应通道的输入口相连。

（2）开机与启动 RM6240 多道生理信号采集处理系统。

（3）开始示波操作→点击"实验"→选择"肌肉神经"→"刺激频率对骨骼肌收缩的影响"→选"常规实验"。点击"工具"→选"坐标滚动"→将基线调至屏幕中央。

（4）将刺激器插头插入刺激输出端口，另一端与肌槽上电极相连。调节刺激器，方式为正电压刺激，波宽 6ms，延时 3ms。

（5）根据标本收缩活动的形式、速度、频率、张力的大小适当调整增益与扫描速度，使信号波形完整清晰地显示在屏幕中。当标本功能状态稳定后，即可进入"记录状态"，开始实验。

【观察项目】

1. 找出肌肉收缩的阈强度（阈刺激）

先给标本单个弱刺激，然后逐渐增大刺激强度，直到刚能描记出收缩曲线为止，此时的强度为阈强度，记录该刺激强度。低于阈强度的刺激为阈下刺激。

刺激输出方式：正电压。

刺激模式：单刺激。

刺激参数：波宽为6ms，延时为3ms，刺激强度从0.01V开始递增。

扫描速度：10s/div。

2. 找出肌肉收缩的最适刺激强度

在阈刺激的基础上，继续增加刺激强度，肌肉收缩曲线的幅度也逐渐增大，但当达到一定的刺激强度时，肌肉收缩曲线的幅度便不再随着刺激强度的增大而增高。刚刚能引起最大收缩反应的刺激强度为最适刺激强度，记录该刺激强度。

3. 描记单收缩曲线

选用最适刺激强度，刺激模式设为单刺激，扫描速度设为1.0s/div，描记单收缩曲线。

4. 描记复合收缩曲线

选用最适刺激强度，刺激模式设为连续单刺激，刺激频率从1Hz开始，依次为1Hz、2Hz、4Hz、8Hz、16Hz、32Hz……，扫描速度设为1.0s/div。伴随刺激频率的逐步增加，依次描记出呈锯齿状的不完全强直收缩曲线和平滑的完全强直收缩曲线。观察并记录产生复合收缩的刺激频率。

【注意事项】

1. 每项实验结束，等待标本恢复兴奋性后，再进行下一次刺激。

2. 标本剥皮后将手及用过的剪刀、镊子等全部手术器械洗净，以免蟾蜍分泌物对神经肌肉标本的兴奋性产生影响。

3. 实验过程中尽量避免用金属器械接触神经肌肉标本。

4. 实验操作动作轻柔，避免损伤神经肌肉组织。

【思考题】

1. 如何判断制备的神经肌肉标本的兴奋性？

2. 剥皮后的神经肌肉标本能用自来水冲洗吗？为什么？

3. 引起肌肉收缩的阈刺激、最适刺激的含义是什么？

4. 肌肉的收缩形式有几种？各有何特点？

5. 骨骼肌可以发生完全强直收缩，而心肌不能。请用生理学知识阐述其原因和生理意义。

（李　罡）

实验二　神经干动作电位观察

【实验目的】

观察蟾蜍神经干的单相、双相动作电位基本波形。

【实验原理】

用电刺激神经纤维，在负电极下的神经纤维膜发生去极化，当去极化达到阈电位时，膜两侧产生一次快速而可逆的电位变化，称为动作电位。动作电位是细胞兴奋的客观标志。动作电位一旦发生，即可沿神经纤维膜传导。神经纤维膜发生兴奋的部位（膜外）对于静息部位来说呈负电，当兴奋过后该处的电位又回复到静息水平。

当两个引导电极置于兴奋性正常、完整的神经干表面，兴奋波先后通过两个电极处，这时可引导出两个方向相反的电位波形，称为双相动作电位。若两个引导电极之间的神经干损伤，兴奋波只通过第一个引导电极，不能传至第二个引导电极，则只能引导出一个方向的电位偏转波形，称为单相动作电位。坐骨神经干由许多兴奋性不同的神经纤维组成，故神经干动作电位与单根神经纤维的动作电位不同，其由许多不同直径和类型的神经纤维动作电位变化综合形成，称复合动作电位。在一定范围内，神经干复合动作电位幅度可随刺激强度的增强而增大。

【实验对象】

蟾蜍或蛙。

【实验器材】

蛙类手术器械、蛙板、肌槽、神经屏蔽盒、RM6240 多道生理信号采集处理系统（或 BL – 420 生物机能实验系统）。

【实验药品】

任氏液。

【实验步骤】

1. 制备蟾蜍坐骨神经干标本

制备方法与"生理学实验一"相同，但无需保留股骨和腓肠肌。在神经干两端扎线，连接实验装置、移动神经干时便于夹持。两端扎线间的神经干应尽量长一些。

2. 连接实验装置

（1）将神经干置于标本屏蔽盒内，使神经干与刺激电极、接地电极、引导电极均接触良好。取神经干时必须用镊子夹持两端扎线，切不可直接夹持或用手触摸神经干，盖上屏蔽盒盖子以减少电磁干扰。

（2）记录电极插入与通道 l 相连。

（3）开机进入 RM6240 多道生理信号采集处理系统。

（4）开始示波操作→点击"实验"→肌肉神经→神经干的动作电位；调节仪器参数：1 通道时间常数为 0.002 ~ 0.02s，滤波频率 1kHz，灵敏度 5mV，采样频率 40kHz，扫描速度 0.5ms/div。刺激器参数：单刺激模式，刺激强度 0.1 ~ 3V，刺激波宽 0.1ms，延时 5ms，同步触发。

【观察项目】

1. 先使"刺激强度"为 0.1V，然后逐渐加大刺激强度，待出现动作电位时的刺激强度为阈刺激，记录；一定范围内动作电位幅度可随刺激强度的变化而变化。然而，当刺激增加到一定强度时，可见动作电位的幅值不再增大，记录最适刺激强度。

2. 观察双相动作电位，记录。

3. 观察单相动作电位 用镊子将两个记录电极之间的神经夹伤，动作电位的第二相便消失，此时出现的为单相动作电位，记录。

4. 在单相动作电位的基础上，调节刺激强度，由小到大，观察动作电位幅度逐渐增大的过程。

【注意事项】

1. 神经干分离过程中切勿损伤神经组织，以免影响实验效果。

2. 要保持神经干标本湿润，实验中可滴加任氏液防止其干燥。

【思考题】

1. 双相动作电位和单相动作电位是如何产生的？

2. 为什么会出现神经干动作电位的幅度随刺激强度的增大而增大的现象？

3. 损伤神经后，两个记录电极之间为什么只出现单相动作电位？

4. 神经干动作电位的上下相图形的幅值和波形宽度为什么不对称？

5. 何谓刺激伪迹？有何意义？

（李　罡）

实验三　红细胞渗透脆性测定

【实验目的】

测定动物红细胞的渗透脆性。

【实验原理】

细胞膜为半透膜，在渗透压梯度作用下，水可通过半透膜从低渗一侧向高渗一侧运动。将红细胞置于等渗溶液中，形态不发生改变。置于高渗液中，红细胞出现皱缩；置于低渗液中则发生膨胀，最后破裂，细胞内容物溢入血浆或溶液，这种现象称为溶血。

将血液滴入不同浓度的低渗盐溶液中，可以检查红细胞对低渗溶液的抵抗力。开始出现溶血现象的低渗盐溶液浓度，为该血液红细胞的最小抵抗力（约 0.40% ~ 0.45% NaCl 溶液），而完全溶血则为该血液红细胞的最大抵抗力（约 0.30% ~ 0.45% NaCl 溶液）。对低渗盐溶液的抵抗力小表示红细胞的脆性大，反之表示脆性小。最大抵抗力到最小抵抗力的范围，称脆性范围。

【实验对象】

兔。

【实验器材】

兔手术器械、试管架、5ml 试管 10 支、2ml 吸管 2 支、注射器。

【实验药品】

1% NaCl、蒸馏水、3.8% 枸橼酸钠。

【实验步骤】

1. 低渗盐溶液的配制

取试管 10 支，洗净烤干，用玻璃铅笔编号，顺次排在试管架上，参照表 3-1 配制各种浓度的 NaCl 溶液，每管溶液均 2ml。

表 3-1 低渗盐溶液的配制

项目＼试管号	1	2	3	4	5	6	7	8	9	10
1% NaCl（ml）	1.40	1.30	1.20	1.10	1.00	0.90	0.80	0.70	0.60	0.50
蒸馏水（ml）	0.60	0.70	0.80	0.90	1.00	1.10	1.20	1.30	1.40	1.50
NaCl 浓度（%）	0.70	0.65	0.60	0.55	0.50	0.45	0.40	0.35	0.30	0.25

2. 枸橼酸钠血的制备

兔麻醉，颈部解剖，剥离颈总动脉，行动脉插管术。将动脉血放入烧杯内，烧杯内事先加入 3.8% 枸橼酸钠溶液，血与枸橼酸钠溶液的比例为 9：1，轻摇烧杯使之混匀。

3. 加血

用注射器向每个试管内加入兔血 1 滴，用拇指堵住试管口，将试管颠倒 2~3 次（不要用力振荡以免溶血），在室温下静置 1h。

【观察项目】

观察各试管的透明度以判断是否溶血，记录红细胞的脆性范围。

判断标准如下：

（1）试管内下层为混浊红色，上层为无色或淡黄色液体，说明红细胞尚未破坏。

（2）试管内下层为混浊红色，上层为透明淡红色，则表明红细胞部分溶解，首先出现溶血的低渗盐溶液的浓度，为红细胞的最小抵抗力（最大脆性）。

（3）试管内溶液呈现透明红色，说明红细胞全部溶解，称为完全溶血，引起红细胞全部溶解的低渗盐溶液浓度，即红细胞的最大抵抗力（最小脆性）。

【注意事项】

1. 试管应按编号顺序放置于试管架上，以免顺序颠倒。

2. 吸取蒸馏水和 1% NaCl 时，溶液量要准确。

3. 每支试管内所加血液量应尽可能一致。

4. 向试管内轻轻地滴入血液，然后轻轻混匀，不要剧烈震动，防止破坏红细胞，造成假象。

5. 观察实验结果时，应以白色为背景，尽量在光线明亮处。

【思考题】

1. 什么是红细胞的渗透脆性？

2. 测定红细胞渗透脆性时，应注意什么？

3. 简要说明红细胞渗透脆性试验的意义。

（于 杨）

实验四 影响血液凝固的因素

【实验目的】

观察 Ca^{2+} 和纤维蛋白在凝血过程中的作用，增加对血液凝固机制的理解。

【实验原理】

血管破裂血液流出后，很快就会凝固，形成血块，这一现象称为凝血。凝血过程分为凝血酶原激活物形成、凝血酶形成及纤维蛋白形成 3 个步骤。

【实验对象】

兔。

【实验器材】

兔手术器械、烧杯、毛刷。

【实验药品】

2% $CaCl_2$、3.8% 枸橼酸钠。

【实验步骤】

1. 兔麻醉，颈部解剖，剥离颈总动脉，行动脉插管术。
2. 烧杯内加入枸橼酸钠溶液 0.5ml，放血 4.5ml 于烧杯内混匀。
3. 放血 5ml 于烧杯内，用毛刷慢慢搅拌，血中出现丝状物缠于毛刷上，直到血中无丝状物为止。

【观察项目】

1. 取载玻片 2 片，分别滴加枸橼酸钠血和去纤维蛋白血 5 滴，10min 后用大头针检测是否有丝状物，如有丝状物表示血液凝固，观察两种血液是否凝固。
2. 在两种血中各加 2% $CaCl_2$ 1 滴，约 15～20min 后观察血液是否凝固。

【注意事项】

1. 烧杯应洁净干燥。
2. 注意观察，准确记录血液凝固的时间。

【思考题】

1. 用毛刷搅拌血液后，血液为什么不易凝固？
2. Ca^{2+} 在血液凝固过程中的作用是什么？

（于 杨）

实验五 红细胞与白细胞计数

【实验目的】

掌握红细胞、白细胞计数方法及其临床意义。

【实验原理】

由于血液中红细胞和白细胞数很多，无法直接计数，故需用适当溶液将血液稀释后，滴入血细胞计数板的计数室内，在显微镜下计数一定容积血液稀释液中的红细胞、白细胞个数，再将所得结果换算为1L血液中的红细胞、白细胞个数。

【实验对象】

人。

【实验器材】

显微镜、血细胞计数板、载玻片、盖玻片、一次性采血针、消毒干棉球、小试管、刻度吸管。

【实验药品】

红细胞稀释液（NaCl 0.5g、Na_2SO_4 2.5g、$HgCl_2$ 0.25g 加蒸馏水至100ml）、白细胞稀释液（冰醋酸1.5ml、10%甲紫加蒸馏水至100ml）、75%乙醇。

【实验步骤】

1. 红细胞计数

（1）取血　选择耳垂或指尖，先用75%乙醇棉球消毒局部皮肤。等待乙醇挥发后，用消毒后的一次性采血针刺入皮肤，深约2mm。待血液从针孔流出，用干棉花擦去第一滴血；轻轻挤压，使血液流出形成绿豆大小的血滴。操作者用右手平拿取血吸管尖端浸入血滴中，缓缓吸血恰至"10μl"刻度处为止。然后用干棉花擦净吸管外沾附的血液。

（2）稀释　先准备一清洁小试管，精确滴入红细胞稀释液1.99ml，备用。将取好的10μl血液加入小试管中，混匀血液和稀释液，将血液稀释200倍。

（3）充池　清洁计数板及盖玻片后，将盖玻片覆盖于计数池上面；用吸管吸取已混匀的稀释血液1滴，滴于盖玻片的下方边缘处，稀释血液即充填入计数池中。静置2~3min，待红细胞完全下沉稳定后进行低倍镜下计数。

（4）计数　计数板是一块厚玻璃制成，板上刻度分为9个大方格面积为$1mm^2$。中央大方格用于红细胞计数，被双线等分成25个中方格，每个中方格又划分为16个小方格（图3－1）。计数板与盖玻片组成计数池，计数池深度为0.1mm。首先用低倍镜找到计数池的中央大方格。观察红细胞是否均匀，并调整至视野中间。然后转换高倍镜计数，计数中间大方格的四角和中央这5个中方格内的红细胞，计数时必须按一定方向和顺序，以免将红细胞重复计数或漏数。计数时，若发现各中方格的红细胞数目相差20个以上时，需重新充池计数。计数5个中方格所得红细胞总共的个数。计算公式为：

红细胞数/L＝5个中方格内红细胞总数×5（由5个中方格内红细胞数换算成一个大格内红细胞数）×10（变为1μl）×200（稀释倍数）×10^6（变为1 L）/L。

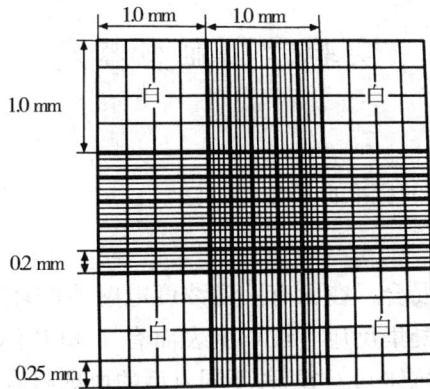

图 3 - 1 计数池的平面图

2. 白细胞计数

（1）采血 同红细胞计数，用吸管准确吸血 20μl，中间不得有气泡，擦去管尖及管边血迹。

（2）稀释 于小试管中加 0.38ml 白细胞稀释液。然后立即将血轻轻加入小试管中，用上清稀释液冲洗吸管 2~3 次，轻轻摇匀。

（3）充池 按红细胞计数的充池方法，用小滴管自上述摇匀的稀释液中吸取少量液体加入血细胞计数池内，静置 2~3min，待白细胞下沉后计数。

（4）计数 在低倍镜下，白细胞呈圆形，胞质透亮，核呈紫黑色。计数 4 个大方格的白细胞数。计数时应循一定的路径，对横跨刻度上的白细胞依照"数上不数下，数左不数右"的原则进行计数。计数后，如发现各大方格间细胞数相差 8 个以上时，需重新充池计数。计算公式为：白细胞数/L = 4 个大方格的白细胞数/4（每个大方格平均数）×10（变为 1μl）×20（稀释 20 倍）×10^6（变为 1L）/L。

【注意事项】

1. 防止血液凝固，并要充分混匀。

2. 所用器材需洁净，干燥。

3. 充池过程中，注意勿发生气泡，勿使稀释血液溢出。

4. 取血及稀释液的量要准确。

5. 注意方格内的红细胞或白细胞的分布是否均匀，如差距过大，应重新充池后再计数。

【思考题】

1. 在红细胞、白细胞计数操作过程中，哪些因素可能会影响计数的准确性？怎样防止？

2. 白细胞数目增加或减少，具有什么意义？

3. 计数时为什么要按一定顺序？为什么要"数上不数下，数左不数右"？

（魏秀岩）

实验六　血型鉴定

【实验目的】

学习和掌握 ABO 血型的标准血清鉴定方法。

【实验原理】

抗原与其相应的抗体混合，在含有一定浓度电解质的环境中，抗原抗体结合形成大小不等凝集块的现象叫凝集反应。红细胞表面有 A 和 B 两种凝集原（抗原），血清中有相应的两种凝集素（抗体），当两种不同血型的血球与血清混合时，会发生凝集反应。根据血细胞与标准血清的凝集情况，可以判定血型，若红细胞只与抗 A 血清凝集则为 A 型；只与抗 B 血清凝集则为 B 型；与抗 A、抗 B 血清均凝集者为 AB 型；均不凝集者则为 O 型。本实验介绍玻片法 ABO 血型鉴定。

【实验对象】

人。

【实验器材】

载玻片、毛细吸管、一次性无菌采血针、记号笔、显微镜。

【实验药品】

生理盐水、抗 A 及抗 B 标准血清、75% 乙醇。

【实验步骤】

1. 取清洁载玻片 1 张，用蜡笔划为三格，并注明号码。于第一格和第二格内各加 1 滴抗 A 及抗 B 标准血清，第三格内滴加等量生理盐水。

2. 用 75% 乙醇棉球消毒耳垂或指端皮肤，用消毒的一次性采血针刺破耳垂或指尖，用 3 支毛细吸管取外周血分别加入第一、二、三格内。

3. 轻轻摇动载玻片，然后将载玻片静置于实验台上。

4. 10min 后用肉眼观察结果，出现红细胞凝集颗粒者，即为阳性反应；仍为均匀混悬液者，为阴性反应。如结果不够清晰，可将载玻片放于低倍显微镜下观察。

【注意事项】

1. 取血部位应严格消毒。

2. 红细胞混悬液和血清应新鲜、清洁，以防止出现自然凝集。

【思考题】

1. 临床上输血原则有哪些？

2. 为什么要坚持同型血相输的原则？

3. 何谓交叉配血？意义何在？

（魏秀岩）

实验七 蛙心起搏点的观察

【实验目的】

利用局部加温和结扎的方法，观察蟾蜍心脏正常起搏点，并比较心脏不同部位自律性的高低。

【实验原理】

两栖类动物心脏的正常起搏点为静脉窦。由静脉窦发出的兴奋依次传向心房、心室，使心房、心室相继收缩。当正常起搏点的兴奋下传受阻时，心脏其他节律性较低部位的自律性才能表现出来。

【实验对象】

蟾蜍或蛙。

【实验器材】

蛙类手术器械、蛙板、滴管、15ml 离心管、秒表、丝线。

【实验药品】

任氏液、热水和冰块。

【实验步骤】

1. 取蟾蜍 1 只，用探针破坏脑和脊髓后，仰卧位固定在蛙板上。

2. 从腹中部向两侧肩部剪掉皮肤，并剪掉下方的肌肉和胸骨，暴露胸腔，仔细剪开心包膜暴露出心脏。

3. 识别静脉窦、心房和心室。

从心脏的腹面可看到心房、心室及房室沟。心室的右上方有一动脉圆锥，是动脉根部的膨大。动脉干向上分成左右两分支。用玻璃钩将心脏翻向头侧，可看到心房下端有一自动发生节律性搏动的静脉窦，在心房与静脉窦之间有一条白色半月形界线，称为窦房沟。

【实验项目】

1. 仔细观察静脉窦、心房及心室的搏动顺序，并计数它们在单位时间内的搏动频率。

2. 分别用盛有 35℃～40℃热水或小冰块的小离心管底部先后接触心室、心房和静脉窦以改变它们的温度，观察和记录单位时间内心脏搏动次数的变化。

3. 用小镊子在主动脉干下穿一线备用，再用玻璃钩将心尖翻向头端，暴露心脏的背面，找到静脉窦和心房交界的半月形窦房沟，然后将预先备用的线沿着窦房沟做一结扎，以阻断静脉窦和心房之间的传导，此为斯氏第一扎。观察心脏各部分搏动的节律有何变化？当心房和心室恢复搏动后，分别计数心脏各部分单位时间内搏动的次数，并观察它们的跳动是否一致？

4. 在房室交界处穿线，准确结扎房室沟，此为斯氏第二扎。观察心脏各部分搏动的节律有何变化？待心室恢复搏动后，分别计数心脏各部分的搏动次数。

【注意事项】

1. 实验室内的温度要适宜。

2. 暴露心脏的过程要细心操作，避免损伤心脏和血管。

3. 进行斯氏第一扎时，结扎部位要准确，切不可扎住静脉窦。

4. 实验中随时滴加任氏液以保持暴露的组织湿润。

5. 用小离心管底部加温或降温时，接触的位置要准确，接触面不宜过大，时间不宜过长。

【思考题】

1. 改变温度对心脏各部分自律性有何影响？

2. 斯氏第一扎后心脏的搏动出现什么现象？为什么？

3. 斯氏第二扎后心脏的搏动出现什么现象？为什么？

4. 如何证明两栖类心脏的起搏点是静脉窦？

（崔　巍）

实验八　人体动脉血压的测量

【实验目的】

学习袖带法测量人体动脉血压的原理和方法。观察体位、运动等因素对动脉血压的影响。

【实验原理】

动脉血压是动脉血液对血管壁的侧压力，是血流动力学的重要指标之一。测定人体动脉血压最常用的方法是袖带法，即用血压计的袖带在动脉外加压，根据血管音的变化来测量血压的高低，又称 Korotkoff 听诊法。通常血液在血管内流动时没有声音，若在血管外施加压力使血管塌陷，血液通过时形成涡流即可产生声音。测量血压时用带有螺旋阀的橡皮球将空气打入缠缚于上臂的袖带内，加压至足以使深部肱动脉压闭的程度，此时肱动脉内的血流被完全阻断，用听诊器在肱动脉处听不到声音，也触不到桡动脉的搏动。随后缓慢放气，降低袖带内压，当袖带内压等于或略低于动脉的最高压力时，左心室收缩时部分血液可冲过受压的血管，进入远端血管并形成涡流，此时用听诊器可听到"咚"的第一声，此时袖带内压即为收缩压；继续放气，袖带内压也逐渐下降，血液通过肱动脉受压区的过程中一直能听到声音。当袖带内的压力等于或稍低于舒张压时，血管的受压解除，血管处于完全开放状态，血液因而不能形成涡流，血管音即变弱或消失，此时袖带内压即为舒张压。

【实验对象】

人。

【实验器材】

血压计、听诊器。

【实验步骤】

1. 熟悉血压计

常用的血压计为水银柱式，包括袖带、橡皮球和检压计三部分。水银柱检压计为一有压力刻度的玻璃管，上端通大气，下端与水银槽相通。袖带是一外包布套的长方形皮囊，借橡皮管分别与水银槽和橡皮球相通。世界卫生组织（WHO）对袖带长度与宽度都有明确规定，其长度以能绕上臂一周加上20%周为标准，其宽度用于大人的为12～13cm，用于儿童的为7～8cm。橡皮球有一螺旋阀，供充气或放气用。

2. 检查血压计的检压部分是否准确

具体做法是：当袖带内橡皮囊与大气相通时，检压计的水银柱液面应在零刻度处。还应检查血压计的袖带宽度是否符合WHO标准，袖带是否漏气。

3. 测量动脉血压

（1）受试者静坐5～10min。

（2）让受试者脱去右上肢衣袖，前臂平放于桌上，肘部与心脏在同一水平，手掌向上。将袖带展平，排尽空气后缠于受试者的上臂，袖带下缘应在肘横纹上3cm左右，松紧适宜，以能够在袖带下放入两个手指为度。

（3）用手指触摸肘窝内侧肱动脉的搏动，再将听诊器胸件放在搏动最明显处。

（4）测定收缩压 一手轻压听诊器胸件，另一手紧握橡皮球，用拇指和示指顺时针方向扭动橡皮球的螺旋，将其关闭；随后连续多次挤压橡皮球向袖带内充气，使水银柱不断上升，当肱动脉搏动消失时，继续加压使其再上升20～30mmHg。然后，逆时针方向扭动橡皮球螺旋，缓慢放气，可见检压计水银柱逐渐下降。仔细听诊，当听到动脉搏动声第一声响时，水银柱液面所指示的刻度即代表收缩压。

（5）测定舒张压 继续由活门缓慢放气，在声音消失时，水银柱的刻度即代表舒张压。

【实验项目】

1. 测量正常血压（收缩压和舒张压）。

2. 让受试者由坐位改卧位后，测量血压。

3. 让受试者运动5min后测量血压。

【注意事项】

1. 室内必须保持安静，以利听诊。

2. 无论采用何种体位测量血压，测量部位均需与心脏在同一水平。袖带应缚于肘横纹以上至少2cm，胸件置于肱动脉搏动处，切不可插入袖带下测量。

3. 动脉血压通常可连续测2次，其间必须间隔3～5min。重复测定前，必须使袖带内的压力降到零位。

4. 橡皮球加压的时间不能太长，尤其水银柱高度在收缩压以上时应尽快放气降压，以免受试者前臂长时间缺血或无血，引起组织缺氧受损或麻木等异样感觉。

5. 如血压超出正常范围，应让受试者休息10min后再测。

6. 左、右肱动脉可有5～10mmHg（0.7～1.3kPa）的压力差，故测量血压时应固定于一侧上臂，通常测量右上肢血压。

【思考题】

1. 何谓收缩压和舒张压？其正常值是多少？
2. 袖带法测量收缩压和舒张压的原理是什么？
3. 测血压时，听诊器的胸件为什么不能插入袖带下？
4. 在短时间内为什么不能反复多次测量动脉血压？
5. 试分析运动及改变体位后引起动脉血压变化的可能原因。

（崔 巍）

实验九 离体蛙心灌流

【实验目的】

了解离子、激素及神经递质对离体心脏活动的调节作用，加深理解内环境的相对稳定对心脏正常活动的重要意义。

【实验原理】

心肌细胞生物电活动的基础是钠、钾、钙等离子的跨膜移动，因此细胞外液这些离子浓度的变化将直接影响心肌的活动。神经、体液因素对心脏活动的调节是通过神经递质或激素与心肌细胞膜上相应的受体结合，引起增强或减弱心脏活动的效应。离体蛙心灌流即利用离体蛙心在适宜的环境下，仍能保持自动节律性的特点，体外观察离子、肾上腺素、乙酰胆碱等对心脏活动的影响。

【实验对象】

蟾蜍或蛙。

【实验器材】

蛙类手术器械、蛙心灌流套管、蛙心夹、吸管、蛙板、肌肉张力换能器、RM6240多道生理信号采集处理系统（或 BL – 420 生物机能实验系统）。

【实验药品】

任氏液、1∶10000 肾上腺素、1∶10000 乙酰胆碱、0.65% NaCl、2% $CaCl_2$、1% KCl。

【实验步骤】

1. 制备离体蛙心

（1）暴露蛙心 取蟾蜍 1 只，破坏脑和脊髓，背位固定于蛙板上，从腹中部向两侧肩部剪掉皮肤，并剪掉肌肉和胸骨，暴露胸腔，仔细剪开心包膜露出心脏。

（2）蛙心插管 在左右主动脉干的后方穿一条线，做好虚结，以备摘出心脏时结扎固定之用。用小剪刀在虚结的上方，左动脉干的根部向心方向剪一斜口，将盛有少量任氏液的蛙心插管插入心室中。若插管已插入心室，插管中的任氏液液面将随着心搏而上下移动，此时用备好的虚结结扎插管，并用吸管吸取任氏液冲净心室腔内的血液。

（3）游离蛙心 将套管连同心脏提起，剪断与心脏相连的各动、静脉，摘出心脏。

2. 连接实验装置

（1）将蛙心套管固定在铁架台上，蛙心夹夹在蛙的心尖上，蛙心夹另一侧用丝线连于张力换能器的受力片上。根据标本收缩力的大小，选择适当的肌肉张力换能器，并将换能器与通道1相连。

（2）开机并启动 RM6240 多道生理信号采集处理系统。

（3）开始示波操作→点击"实验"→"循环"→"蛙心灌流"。点击"工具"→选择"坐标滚动"→将基线调至中央。当标本功能状态稳定后即可进入"开始记录"，开始实验。

【观察项目】

1. 描记一段正常心搏曲线，观察心脏收缩的幅度及心跳频率。

2. 把蛙心插管内的任氏液全部更换为 0.65% NaCl，观察并记录心搏曲线的变化。

3. 把 0.65% NaCl 吸出，用新鲜任氏液反复冲洗 3 次，待曲线恢复正常时，向蛙心套管中的任氏液滴加 1:10000 肾上腺素 1~2 滴，观察并记录心搏曲线的变化。

4. 吸出含有肾上腺素的溶液，用新鲜任氏液冲洗 3 次，加入新的任氏液。待曲线基本恢复后向蛙心套管内先滴入 1:10000 乙酰胆碱 1~2 滴，观察并记录心搏曲线的变化。

5. 吸出含有乙酰胆碱的任氏液，用新鲜任氏液冲洗 3 次，加入新的任氏液。待曲线基本恢复后，向套管内滴入 2% CaCl₂ 溶液 1~2 滴，观察并记录心搏曲线的变化。

6. 吸出含有 CaCl₂ 的任氏液，用新鲜任氏液冲洗 3 次，加入新的任氏液。待曲线基本恢复后，向蛙心套管内滴加 1% KCl 1~2 滴，观察并记录心脏搏动曲线有何变化。

【注意事项】

1. 标本制备过程中勿伤及静脉窦，游离蛙心时，要连静脉窦一起取下。

2. 实验过程中蛙心套管中液面应保持恒定，以排除负荷改变对心脏活动的影响。

3. 经常向心脏表面滴加少量任氏液，以免标本干燥。

4. 进行实验项目时，滴加药物后作用不明显时，可适当增加药量；作用明显后应立即用新鲜任氏液换洗，以免心肌受损，心跳难以恢复。待心脏搏动基本恢复正常后，方能进行下一实验项目。

5. 每种溶液或药物的吸管均应专用，不可混淆，以免干扰实验现象的观察。

【思考题】

1. 判断蛙心套管插入心室腔的标准是什么？

2. 如何观察正常的蛙心搏动曲线？

3. 0.65% NaCl 对离体蛙心活动有何影响？机制如何？

4. 肾上腺素对离体蛙心活动有何影响？机制如何？

5. 乙酰胆碱对离体蛙心活动有何影响？为什么？

6. 滴加 2% CaCl₂ 后，心搏曲线发生什么变化？机制如何？

7. 滴加 1% KCl 后，心搏曲线发生什么变化？机制如何？

（刘羽丹）

实验十　心血管活动的神经－体液调节

【实验目的】

学习哺乳动物动脉血压的直接测量方法；以动脉血压为指标，观察整体情况下某些神经－体液因素对心血管活动的调节。

【实验原理】

心脏和血管的活动受神经、体液和自身调节机制的调节。神经调节中以颈动脉窦－主动脉弓压力感受性反射尤为重要。此反射的传入神经为主动脉神经和窦神经。兔的主动脉神经为独立的一条神经，称减压神经。调节心血管活动的体液因素最重要的是肾上腺素和去甲肾上腺素。

【实验对象】

兔。

【实验器材】

兔手术器械、兔解剖台、动脉插管、压力换能器、动脉夹、注射器、丝线、RM6240多道生理信号采集处理系统（或BL－420生物机能实验系统）。

【实验药品】

25%乌拉坦、0.5%肝素、1：10000肾上腺素、1：10000去甲肾上腺素。

【实验步骤】

1. 进行颈动脉插管的手术

（1）麻醉与固定　取1只健康兔，称重。经兔耳缘静脉缓慢注射25%乌拉坦麻醉（4.0ml/kg）。注射过程中注意检查肌肉的紧张性、角膜反射和皮肤夹捏反应。当这些活动明显减弱时，即可停止注射麻醉药。将麻醉后的兔背位固定于兔解剖台上，颈部备皮。

（2）切皮　在颈部正中沿甲状软骨开始向下切开皮肤3~4cm，并切开浅筋膜，露出颈部肌肉。

（3）找出颈动脉鞘　于一侧胸锁乳突肌与胸骨舌骨肌之间，向深部钝性分开两侧肌肉，即可看到颈动脉鞘。

（4）分离颈总动脉和迷走神经　用玻璃钩轻轻划开颈动脉鞘约2~2.5cm长，注意不要划断血管分支，可见鞘内的神经和血管主要有：颈总动脉，神经中最粗的为迷走神经，颈交感神经干粗细居中，减压神经最细且常与交感神经紧贴在一起。一般先分离颈总动脉，然后再分离迷走神经，分离2cm左右，各穿过两条湿润的细线，以备切断或刺激时用。

以同样的方法找出另侧颈总动脉，分离2~3cm长，并在动脉下方穿过两条湿润的线，以备插套管时结扎用。

（5）颈动脉插管　将准备插管侧的颈动脉头端结扎，近心端用动脉夹将动脉夹闭，阻断血流。在结扎处与动脉夹之间用锐利的眼科剪刀逆血流方向在动脉上剪一"V"形口，其深度以小于血管口径的一半为宜。用棉球将血擦干净，然后用镊子轻提剪口上部之血管壁尖，将动脉插管沿向心方向插入动脉内，并用事先备好的线结扎固定。插管时注意保持插管与动脉方向一致，以免插管穿破血管造成大出血；换能器应与心脏同一水平。

2. 连接实验装置

（1）将压力换能器插头与 1 通道相连，压力腔内充满肝素液体，排除气泡，与动脉插管相连。

（2）开机并启动 RM6240 多道生理信号采集处理系统（或 BL－420 生物机能实验系统）。

（3）点击"实验"→选择"循环"→"兔动脉血压调节"；然后点击"工具"→坐标滚动→将基线调至屏幕下 1/3 处。点击"开始记录"进入记录状态。

【观察项目】

在实验装置准备妥当，手术完毕以后，慢慢放松动脉夹，即可见少量血液自颈总动脉冲向动脉插管。如不漏血，即可观察记录血压。

1. 描记一段正常血压曲线

识别一级波（心搏波）、二级波（呼吸波）和三级波。一级波是由心脏舒缩而引起的血压波动，二级波是由呼吸时肺的扩张和缩小引起的血压波动，三级波可能与心血管中枢的紧张性周期变化有关。

2. 夹闭对侧颈总动脉

将备好的另一侧颈总动脉提起并用动脉夹夹闭，在夹闭的同时记录血压曲线。约 15s 后，松开动脉夹，等待曲线恢复。

3. 静脉注射去甲肾上腺素

由耳缘静脉注射 1∶10000 去甲肾上腺素 0.3ml，观察并记录血压的变化。

4. 静脉注射肾上腺素

由耳缘静脉注射 1∶10000 肾上腺素 0.3ml，观察并记录血压的变化。

5. 剪断一侧迷走神经

观察并记录血压的变化。

6. 剪断另一侧迷走神经

观察并记录血压的变化。

【注意事项】

1. 麻醉注射要缓慢，麻醉深度应适度，过浅则动物挣扎，过深则反射不灵敏。

2. 分离神经时动作要轻柔，以免因过度牵拉而损伤神经。

3. 每项实验后，应待血压基本恢复并稳定后再进行下一项。

4. 实验结束后，必须先结扎颈总动脉近心端，再拆除动脉插管。

【思考题】

1. 阻断一侧颈总动脉，血压有何变化？为什么？

2. 静脉注射肾上腺素，或去甲肾上腺素引起血压变化的机制如何？

3. 剪断一侧迷走神经，血压有何变化？剪断另一侧迷走神经，血压的变化又如何？为什么？

（刘羽丹）

实验十一　蛙肠系膜微循环的观察

【实验目的】

学习用显微镜或图像分析系统观察蛙肠系膜微循环内各血管及其内血流运行状态，了解某些化学物质对微循环血管活动的影响。

【实验原理】

微循环存在于全身各组织脏器中，其主要的生理功能是实现血液与组织液之间的物质交换。肠系膜微循环呈树枝状，血流从微动脉经后微动脉、毛细血管前括约肌，进入真毛细血管，然后流入微静脉。真毛细血管血流量主要受局部代谢产物的调节，也受其他神经-体液因素的影响。蛙的肠系膜组织薄，易于透光，便于用显微镜或图像分析系统观察微循环血管的舒缩活动与血流状态。

【实验对象】

蟾蜍或蛙。

【实验器材】

显微镜或图像分析系统、蛙类手术器械、有孔蛙板、大头针、棉球、注射器、玻璃钟罩或烧杯。

【实验药品】

25%乌拉坦、任氏液、1∶10000去甲肾上腺素、1∶10000组胺。

【实验步骤】

1. 取蛙或蟾蜍1只，用25%的乌拉坦，以2mg/g的剂量进行皮下淋巴囊注射。将注射后的蛙放在钟罩内，或用烧杯盖上，约10~15min蛙即进入麻醉状态。

2. 将蛙腹位或背位固定于有孔蛙板上，从下腹部旁侧剪一纵切口，轻轻拉出一段小肠，展开肠系膜，用数枚大头针将肠系膜固定在有孔蛙板的圆孔上。实验中经常加任氏液于肠系膜上，以保持肠系膜的湿润，但也不宜过多。

【观察项目】

1. 观察正常肠系膜微循环。在低倍镜下分辨微动脉、微静脉及毛细血管，通过三者口径的粗细、管壁的厚薄、血流的方向、血流的速度以及血液的颜色来鉴别各属哪种血管。小血管的管壁薄，毛细血管壁只有1层细胞。小动脉内的血液是从主干流向分支的，流速快，且作波动状，能区分出轴流与壁流；小静脉内的血液为由分支汇流入主干，血流速度较慢，且连续一贯地流动；毛细血管透明，近乎无色，其内血流最慢，管径亦很小，有的小得只允许红细胞排成一列通过。

2. 用注射器向肠系膜上滴加 1 滴 1 : 10000 去甲肾上腺素，观察血管口径及血流速度的变化，通常可见血管床变窄，血流速度变慢，毛细血管数目变少。然后用任氏液冲洗。

3. 同样方法滴加 1 滴 1 : 10000 组胺，观察微循环内血管口径及血流速度的变化。

【注意事项】

1. 展开肠系膜时不能过分用力，固定肠祥时不能绷得太紧，以免拉破肠系膜或阻断其血流。

2. 经常滴加任氏液于肠系膜上，以免干燥。

【思考题】

1. 观察微循环时，如何区分小动脉、小静脉和毛细血管？

2. 微循环由哪几部分组成？

3. 滴加去甲肾上腺素对肠系膜的血管口径和血流速度有何影响？为什么？

4. 滴加组胺对微循环的血管口径和血流速度有何影响？机制如何？

（谷艳婷）

实验十二　呼吸运动的调节

【实验目的】

观察多种因素对兔呼吸运动（呼吸频率、节律和幅度）的影响，并分析其作用机制。

【实验原理】

呼吸运动能够有节律地进行，并能适应机体代谢的需要，是由于呼吸中枢调节的结果。体内、外各种刺激可以作用于与呼吸运动相关的神经中枢，或经不同的感受器反射性地通过膈神经和肋间神经影响呼吸肌，进而引起呼吸运动的改变。

【实验对象】

兔。

【实验器材】

兔手术器械、兔手术台、气管插管、压力换能器、RM6240 多道生理信号采集处理系统（或 BL－420 生物机能实验系统）。

【实验药品】

生理盐水、25% 乌拉坦、CO_2 气体。

【实验步骤】

1. 进行气管插管手术

（1）麻醉与固定　取 1 只健康兔，称重。经兔耳缘静脉缓慢注射 25% 乌拉坦麻醉（4.0ml/kg）。注射过程中注意检查肌肉的紧张性、角膜反射和皮肤夹捏反应。当这些活动明显减弱时，即可停止注射麻醉药。将麻醉后的兔背位固定于兔解剖台上，颈部备皮。

（2）切皮　在颈部正中沿甲状软骨开始向下切开皮肤 3~4cm，并切开浅筋膜，露出颈部肌肉。

（3）气管插管　分离气管，备线，同时分离双侧迷走神经备用。在甲状软骨下约 2cm 处，在两气管环间剪开 1/2 圆周的口，再向上正中切断 2 个软骨环使切口呈倒"T"形，擦去血液后将气管插管插入气管内，用线缚紧。

2. 连接实验装置

（1）将压力换能器插头与 1 通道相连。

（2）开机并启动 RM6240 多道生理信号采集处理系统（或 BL－420 生物机能实验系统）。

（3）点击"实验"→选择"呼吸"→"呼吸运动的调节"→"压力法"。点击"开始记录"进入记录状态。

【观察项目】

1. 记录正常呼吸曲线。记录正常呼吸曲线，判定呼吸时相与曲线图形的关系。

2. 观察缺氧对呼吸运动的影响。夹闭气管侧管 10s 松开，观察呼吸曲线的变化。

3. 观察吸入气中 CO_2 浓度增加对呼吸运动的影响。将装有 CO_2 的球囊管口接近气管侧管，观察呼吸曲线的变化。

4. 增大无效腔。将一段长约 50cm 的橡皮管与气管插管侧管相接，观察呼吸曲线的变化。

5. 观察迷走神经在呼吸运动中的作用。切断单侧迷走神经，观察呼吸曲线的变化。稍后，切断双侧迷走神经，观察呼吸曲线的变化。

【注意事项】

1. 麻醉药量有个体差异，以具体的麻醉指标判断麻醉药的用量。

2. 钝分离皮下组织和迷走神经，注意避免损伤血管引起大出血。

3. CO_2 球囊管口距兔气管侧管口 1cm 左右，不可直接吸入。

4. 呼吸曲线恢复到正常后，才能做下一个项目。

【思考题】

1. 缺氧和 CO_2 能引起呼吸运动加强加快，为什么？

2. 增加无效腔时，呼吸运动有何变化？为什么？

3. 切断迷走神经后，呼吸运动有何变化？为什么？

（谷艳婷）

实验十三　离体肠管平滑肌的生理特性

【实验目的】

学习哺乳动物离体器官实验的方法，观察哺乳动物消化道平滑肌的一般生理特性。

【实验原理】

哺乳动物消化道平滑肌具有收缩性、缓慢而不规则的自动节律性、伸展性和对化学、温度及机械牵张刺激较为敏感的生理特性。

【实验对象】

兔。

【实验器材】

恒温水浴槽、麦氏浴管、吊瓶、W 形排气管、氧气瓶、培养皿、注射器、肌肉张力换能器、针线、RM6240 多道生理信号采集处理系统（或 BL – 420 生物机能实验系统）。

【实验药品】

台氏液、1∶10000 肾上腺素、1∶10000 乙酰胆碱。

【实验步骤】

1. 制备离体肠管平滑肌标本

（1）安装好实验装置，恒温水浴槽水温加热到 28℃，将 W 形排气管放入盛有台氏液的麦氏浴管中。调节氧气瓶上的螺旋钮，通氧速度每分钟约 30～40 个气泡。

（2）用木棒击兔的头部，使其昏迷后，剖开腹腔，先在左上腹找到胃，然后找出幽门部及十二指肠，在近十二指肠端取 2～3cm 小肠一段。立即放入盛有台氏液的培养皿中，用滴管冲出内容物，在小肠两端备线，其中一端结一线套，吊在 W 形气管的弯头处。将 W 形排气管同小肠一起放入浴管中，小肠的另一端用丝线系于张力换能器的受力片上，调节换能器的水平位置，拉紧丝线，给标本以一定量的前负荷，可由基线上升的高度得出。

2. 连接实验装置

（1）将张力换能器插头插入通道 1。

（2）开机并启动 RM6240 多道生理信号采集处理系统。

（3）开始示波操作，点击"通道 1"→"生物电"→"张力"。点击"工具"→快速归零→点击右侧"快速归零"图标。

（4）观察屏幕上记录的图形，待稳定后，点击"开始记录"开始实验。

【观察项目】

1. 记录肠管在 28℃ 台氏液中的活动情况。

2. 温度的影响

记录肠段由 28℃～38℃ 之间的活动变化，每升高 2℃，记录一段肠管的活动情况。

3. 滴加肾上腺素

待台氏液温度稳定于 38℃ 后，抽取 1∶10000 肾上腺素 0.1ml，直接滴加于麦氏浴管的台氏液中（不要碰在管壁上），观察肠管活动变化。作用出现后，更换浴管中的台氏液，冲洗 3～4 次。

4. 滴加乙酰胆碱

待肠段恢复正常活动后，抽取 1∶10000 乙酰胆碱 0.1ml，直接滴加于麦氏浴管的台氏液中,记录肠段收缩曲线的变化。

【注意事项】

1. 每次加药前,必须在吊瓶内准备好更换用的38℃台氏液。

2. 麦氏浴管内台氏液的量必需没过肠段,考察药物作用时保持麦氏浴管恒温为38℃,以免影响肠平滑肌的收缩功能以及对药物反应的不稳定性。

3. 各药液加入的量为参考数据,效果不明显可补加,但不可一次过多,以免引起不可逆反应。

4. 每项实验出现作用后,必须立即更换麦氏浴管内的台氏液,待肠管恢复正常运动后再观察下一项目。

【思考题】

1. 哺乳动物离体器官或组织在灌流液中保持良好状态需具备哪些基本灌流条件?

2. 改变台氏液温度,肠管活动有何变化?为什么?

3. 滴加肾上腺素后,肠管活动有何变化?为什么?

4. 滴加乙酰胆碱后,肠管活动有何变化?为什么?

(陈　侠)

实验十四　反射弧的分析

【实验目的】

以脊髓蛙为研究对象,观察并分析反射弧的组成部分并探讨反射弧的完整性与反射活动的关系。

【实验原理】

在中枢神经系统参与下,机体对内外环境变化所做出的规律性应答称为反射。反射活动的结构基础是反射弧。反射弧结构和功能的完整是实现反射活动的必要条件。反射弧的任何一部分受到破坏都会引起反射活动的丧失。

【实验对象】

蟾蜍或蛙。

【实验器材】

蛙手术器械、铁架台、肌夹、烧杯。

【实验药品】

0.5%硫酸。

【实验步骤】

1. 制备脊髓蛙标本

将普通剪刀的一刀插入蛙口,沿鼓膜后缘连线的后方剪断蛙头,该蛙即成为脊髓动物,用棉球覆盖脊柱断面上,如果切口位置合适,脊髓的断面呈圆形而不是椭圆形。

断头后该蛙陷于"脊髓休克"，即对刺激不呈现任何反应，10～20min后逐渐恢复，此时若将伸展的后肢拉直，立刻又缩屈回去，对刺激呈现反应。

2. 连接实验装置

用肌夹夹住蛙的下颌悬挂在铁架台上，等候片刻，再行实验。

【观察项目】

1. 感受器的作用

用0.5%硫酸浸过的滤纸贴在蛙的任一足背上，可引起该腿发生屈膝反射，实验之后立即用清水冲洗。然后将足踝部皮肤作环形切开，将皮肤从足上剥去（足趾部皮肤必须剥净不要残留）。待蛙安静后，再将浸硫酸的纸片贴在该足裸露的肌肉上，观察是否能引起屈膝反射？

2. 周围神经的传导作用

在蛙另一完整的足背上贴浸硫酸的纸片，仍可发生屈膝反射，然后于该大腿背面内侧将皮肤剪开1cm长的纵切口。从股二头肌与半膜肌之间剥离出坐骨神经并将其剪断，再用硫酸刺激，观察是否引起屈膝反射？

3. 神经中枢的反射功能

用浸硫酸的纸片贴在蛙的臀部皮肤，仍能引起神经完整的腿发生运动。用探针插入脊椎管破坏脊髓之后，再用浸硫酸的纸片刺激蛙各部分皮肤，观察是否仍有反射活动？

【注意事项】

1. 断头时，剪断的位置应合适，保证切断脊髓又不损伤脊柱。
2. 进行两次实验之间，沾有硫酸的滤纸片要及时清洗。

【思考题】

1. 何谓脊髓动物？
2. 在反射弧分析各项实验中，会出现什么结果？机制是什么？
3. 通过实验得出屈肌反射的反射弧由哪几部分组成？

（陈　侠）

实验十五　反射中枢活动的特征

【实验目的】

观察脊髓反射，研究脊髓反射中枢活动的基本特征。

【实验原理】

中枢神经系统的部位不同，其对机体协调性活动所起的作用也不同，越高级的部位所体现的反射功能越复杂。脊髓是中枢神经系统中最低的部位，功能比较简单。两栖类动物在断头后，各组织器官功能可以基本维持正常，而且各种反射活动为单纯的脊髓反射，便于观察和分析反射活动的某些特征。

【实验对象】

蟾蜍或蛙。

【实验器材】

蛙类手术器械、蛙板、肌夹、刺激器、刺激电极、秒表、培养皿、铁架台、烧杯。

【实验药品】

0.5%硫酸。

【实验步骤】

1. 制备脊髓蛙标本

将普通剪刀的一刃插入蛙口，沿鼓膜后缘连线的后方剪断蛙头，该蛙即成为脊髓动物，用棉球覆盖脊柱断面上，如果切口位置合适，脊髓的断面呈圆形而不是椭圆形。断头后该蛙陷于"脊髓休克"，即对刺激不呈现任何反应，10~20min后逐渐恢复，此时若将伸展的后肢拉直，立刻又缩屈回去，对刺激呈现反应。

2. 连接实验装置

用肌夹夹住蛙的下颌悬挂在铁架台上，等候片刻，再行实验。

【观察项目】

1. 搔扒反射

将涂有0.5%硫酸的小滤纸1块，贴在蛙腹部下段皮肤上，可见四肢向此处搔扒，直到除掉滤纸为止。

2. 反射时测定

用涂有0.5%硫酸的滤纸片，刺激蛙任一后肢的足背皮肤，以屈膝反射为指标，记录从刺激开始到腿发生屈膝是所需要的时间。然后迅速擦除残留于蛙足趾间皮肤上的硫酸，并用纱布擦干足趾上的水渍。重复实验3次，每次测定休息3min，求平均值，即为反射时。

3. 中枢抑制

同上法先测定蛙一侧下肢的反射时，然后用止血钳或手指用力捏对侧下肢膝关节作为机械刺激（持续捏住），待动物安静后，重复测定原来一侧下肢的反射时，观察其有无延长。

4. 总合

（1）空间总合　将两个刺激电极各连接到刺激器后，分别接触蛙同一后肢互相紧靠的两处皮肤，并各找出接近阈值的单个阈下电刺激。当分别进行单个电刺激时均不引起反应，然后以同样的阈下强度，同时刺激上述两处皮肤，观察其结果如何，有无反射发生。

（2）时间总合　只用一个电极，以上述阈下强度给予连续电刺激，观察有无反射发生。

5. 后放

以适宜强度的电刺激反复刺激蛙后肢皮肤至出现屈肌反射时停止刺激，观察反射活动是否持续发生。计算从刺激停止时起到反射动作结束的时间，并观察强弱刺激的结果有何不同。

6. 扩散

以弱的电刺激反复刺激蛙的后肢，观察其反应部位如何。逐渐加大刺激强度，观察在强刺激下其反应部位有无增加。

【注意事项】

1. 使用硫酸时防止滴溅到皮肤、衣服、实验台上。

2. 剪颅脑部位应准确，太高则部分脑组织保留，可能会出现自主活动，太低则伤及上部脊髓，可能使上肢的反射消失。

3. 接触电极的皮肤部位应有一定湿度，以免皮肤过于干燥引起电阻增大，导致电流强度减小而影响刺激效果。

4. 两处皮肤同时刺激时，间距应小于0.5cm。

5. 重复电刺激时，间隔时间不能超过15ms。

【思考题】

1. 何谓脊休克？如何发生？脊休克期有何表现？

2. 何谓搔扒反射？何谓反射时？

3. 脊髓反射的总和、后放、扩散等现象是如何产生的？

（王佳虹）

实验十六 小脑对躯体运动功能的调节

【实验目的】

了解小脑对躯体的调节功能，观察损伤一侧小脑后，小鼠肌紧张和身体平衡等躯体活动的变化。

【实验原理】

小脑是调节躯体运动功能的重要中枢之一，具有维持姿势、调节肌紧张、协调随意运动等重要功能。小脑与大脑皮质运动区、脑干网状结构、前庭器官和脊髓有广泛的联系，其中前庭小脑与身体姿势平衡有关；脊髓小脑与肌紧张的调节有关；皮质小脑与运动计划的形成及运动程序的编制有关。小脑受损则机体可出现随意运动失调、肌紧张降低、平衡失调及站立不稳等表现。

【实验对象】

小鼠。

【实验器材】

直手术剪、镊子、大头针，脱脂棉、烧杯或广口瓶（200ml）。

【实验药品】

乙醚。

【实验步骤】

1. 麻醉

将烧杯内置一个棉球，内注适量乙醚，然后将小鼠放入烧杯中。盖上玻璃盖以免乙醚挥发，做轻度吸入麻醉约 1～2min。待动物呼吸深慢且无随意活动后，从烧杯中取出。

2. 手术

以左手拇指、示指捏住麻醉动物的头部两侧，沿正中线剪开头部皮肤，钝性分离皮下组织及肌肉层，暴露颅骨。仔细辨认小鼠颅骨的各骨缝（冠状缝、矢状缝、人字缝），右手持大头针于人字缝下 1mm、正中线一侧旁开 2mm 处刺入约 3mm，然后以前后方向摆动针尖数次，以破坏一侧小脑。取出大头针，于创口置一棉球止血。

【观察项目】

1. 观察正常小鼠的活动。
2. 待小鼠清醒后，观察小鼠姿势的平衡改变，肢体的肌张力改变。身体是否向一侧旋转或翻滚。

【注意事项】

1. 麻醉要注意适度，吸入乙醚时间不宜过长，以免死亡。
2. 针刺位置适宜，切勿过深，以免伤及延髓。
3. 动物清醒后如活动不出现明显变化，可能是因为破坏小脑不完全，此时应在原刺入处重新损毁一次。

【思考题】

1. 试述小脑对躯体运动的调节功能。
2. 损伤一侧小脑后动物的躯体运动有何变化？为什么？
3. 通过观察损伤小鼠一侧小脑后出现的躯体运动障碍，能否估计可能受损的小脑部位？

（王佳虹）

实验十七　肾上腺对水和电解质代谢的影响

【实验目的】

探索肾上腺对水和电解质代谢的调节作用。掌握肾上腺切除术，钠离子原子吸收方法的测定。

【实验原理】

肾上腺分泌的激素为维持机体生命和正常的物质代谢所必需。醛固酮有保钠排钾作用；皮质醇除有轻度保钠排钾作用外，尚能提高肾的排水力。去肾上腺动物易致失钠和排水力的低下，据此可检测肾上腺对水盐代谢的影响。

【实验对象】

大鼠。

【实验器材】

代谢笼、原子吸收分光光度计、手术器械、注射器。

【实验药品】

生理盐水、NaCl 标准液、戊巴比妥钠。

【实验步骤】

1. 肾上腺切除手术

大鼠 16 只随机分为 2 组，每组 8 只。一组大鼠切除双侧肾上腺并改饮生理盐水，另一组大鼠做假手术。手术时，大鼠麻醉后俯卧，备皮。从腹背侧正中线两侧开口 1.0~2.0cm，逐层进腹，找到肾脏，在肾脏的前方即可找到由脂肪组织包埋的粉色绿豆大小的肾上腺，结扎切除肾上腺，逐层缝合。

2. 水代谢的考察

5 天后开始实验。实验前 24h，将饮用盐水换成自来水，并禁食 18h。实验时，用蒸馏水灌胃（5ml/100g），随即排空膀胱尿液，置于代谢笼内，每笼 1 鼠，每 30min 记录尿量一次，共收集 3h。折算成水负荷量的百分率进行比较。

3. 盐代谢的考察

2 天后改用无盐饲料和蒸馏水，每鼠腹腔注射生理盐水 5ml，一日 1 次，直至实验结束。术后第 4 天开始实验。实验时，用蒸馏水灌胃（5ml/100g），随即排空膀胱尿液，置于代谢笼内，每笼 1 鼠，收集并记录 5h 尿量。用原子吸收分光光度法测定尿钠，并计算 5h 排钠量。

【观察项目】

1. 观察切除肾上腺对水代谢的影响。

2. 观察切除肾上腺对 Na^+ 代谢的影响。

【注意事项】

1. 动物勿麻醉过深。

2. 肾上腺手术过程要保持无菌操作，术后注射一定量的抗生素，注意饲养环境。

3. 术后大鼠改饮生理盐水以维持水盐平衡。

【思考题】

1. 肾上腺在水盐代谢中的作用是什么？

2. 如何证明肾上腺对水盐代谢的影响与哪种激素的作用有关？

（臧凌鹤）

实验十八　胰岛素对血糖的调节作用

【实验目的】

用葡萄糖氧化酶法测定血糖，探索胰岛素对小鼠血糖的调节作用。

【实验原理】

葡萄糖氧化酶是一种需氧脱氢酶，能催化葡萄糖生成葡萄糖酸和过氧化氢，后者在过氧化物酶作用下放出氧，使 4 - 氨基安替比林与酚氧化缩合，生成红色醌亚胺染料，可在波长 505nm 比色测定其吸收度。

【实验对象】

小鼠。

【实验器材】

注射器、毛细管、水浴槽、离心机、可见分光光度计。

【实验药品】

生理盐水、血糖测定试剂盒。

【实验步骤】

1. 试剂的配制

（1）0.2mol/L，pH 7.0 磷酸盐缓冲液　取 0.2mol/L Na_2HPO_4 61ml，0.2mol/L KH_2PO_4 39ml 混合即可。

（2）酶试剂　葡萄糖氧化酶 1200U，过氧化物酶 0.6mg，4 - 氨基安替比林 10mg，叠氮化钠 100mg，加磷酸盐缓冲液 80ml，调 pH 至 7.0 ± 0.1，用磷酸缓冲液加至 100ml，冰箱存放至少可稳定 2 个月。

（3）酚试剂　苯酚 100mg 溶于 100ml 蒸馏水中。

（4）酶酚混合试剂　取等量酶试剂和酚试剂混合即成。

（5）葡萄糖标准液　取 D - 葡萄糖在烘箱中 80℃ 烤 4h，冷却后，放入干燥器中至恒重。精确称取 1.802g 无水 D - 葡萄糖，以 12mmol/L 苯甲酸溶液溶解，并定容至 100ml 容量瓶中，制成葡萄糖储备液。实验时，精确量取葡萄糖储备液 5ml，用 12mmol/L 苯甲酸溶液稀释定容至 100ml 容量瓶中，即成 5mmol/L 的葡萄糖标准应用液。

（6）12mmol/L 苯甲酸溶液　取 1.5g 苯甲酸溶于 100ml 蒸馏水中即得。

2. 注射胰岛素并采血

取小鼠 20 只，随机分为 2 组，每组 10 只。一组皮下注射生理盐水 5ml/kg，另一组皮下注射胰岛素 20U/kg，30min 后，小鼠眶静脉取血，将取血试管放入 37℃ 水浴 20min，3000r/min 离心分离血清，取血清测定血糖含量。

3. 血糖测定

按表 3 - 2 顺序操作测定血清中血糖含量。

表 3 – 2　血糖测定方法

	测定管	标准管	空白管
血清（μl）	20	–	–
葡萄糖标准液（μl）	–	20	–
酶酚混合试剂（ml）	3	3	3

混匀后于 37℃ 水浴保温 15min，用空白管调零，在波长 505nm 处比色。

结果计算：

$$血糖含量（mmol/L）= \frac{A_{测定管}}{A_{标准管}} \times 5$$

【观察项目】

1. 测定生理盐水组动物的血糖浓度。
2. 测定注射胰岛素组动物的血糖浓度。
3. 比较两组动物血糖浓度的差异。

【注意事项】

1. 实验前动物应禁食。
2. 血液避免剧烈震摇，以防溶血。

【思考题】

1. 胰岛素通过什么方式调节血糖？
2. 试总结影响实验的因素有哪些？

（臧凌鹤）

第二节　生理学综合性实验

实验一　神经干动作电位、多（群体）肌细胞动作电位、肌肉收缩的同步记录

【实验目的】

学习离体标本多参数、多信号记录的实验方法；观察神经 – 肌肉接头处兴奋产生、传递、骨骼肌兴奋 – 收缩耦联及肌肉收缩等基本生理过程，理解它们之间的关系。

【实验原理】

运动神经将兴奋传递给骨骼肌，引起骨骼肌收缩，这是机体最常见的一种生理现象，主要包括 3 个基本生理过程：首先，运动神经纤维受到阈上刺激后产生兴奋，兴奋遵循局部电流和跳跃式传导机制沿神经纤维传导，到达神经 – 肌肉接头处；然后，兴奋通过神经 – 肌肉接头处的递质和受体传递至肌细胞；最后，经兴奋 – 收缩耦联，

引起肌肉的收缩。本实验利用坐骨神经－腓肠肌标本，于体外施加刺激，观察上述过程中，骨骼肌兴奋的电变化和肌肉收缩两种不同性质的生理过程之间的关系。

【实验对象】

蟾蜍或蛙。

【实验器材】

蛙类手术器械、蛙板、铁架台、肌肉张力换能器、腓肠肌固定屏蔽盒、针形引导电极、RM6240多道生理信号采集处理系统（或BL－420生物机能实验系统）。

【实验药品】

任氏液、20%普鲁卡因。

【实验步骤】

1. 制备并固定坐骨神经－腓肠肌标本

（1）具体方法同"肌肉的收缩特征"实验的标本制作，制好的标本浸入含有任氏液的培养皿内备用。

（2）将制备好的坐骨神经－腓肠肌标本的股骨残端插入股骨固定孔内，拧紧固定螺丝。

（3）坐骨神经干放置于刺激和记录电极上，保持神经与电极的良好接触。

（4）将腓肠肌的跟腱结扎线固定在张力换能器的受力片上，针形引导电极插入腓肠肌内。

2. 连接实验装置

（1）张力换能器插头插入通道1，记录肌肉收缩力。

（2）腓肠肌引导电极连接通道2，记录肌细胞动作电位。

（3）神经干动作电位引导电极连接通道3，记录神经干动作电位。

（4）开机与启动RM6240多道生理信号采集处理系统

（5）开始示波操作→点击"实验"→选择"神经肌膜动作电位与肌肉收缩"。点击"工具"→选"坐标滚动"→将基线调至各通道中央。开始记录。

【观察项目】

1. 同步记录神经干动作电位、肌细胞动作电位、肌肉收缩曲线。

（1）选择单刺激，波宽0.1ms，刺激强度从0.1V开始逐渐增大，以神经干动作电位为标准，测定刺激阈值。

（2）给予阈上刺激强度，记录各曲线变化。

（3）不断增加阈上刺激强度，观察各种曲线的变化规律，并找到最大刺激强度。

2. 选择最大刺激强度，改变刺激频率。

（1）观察肌肉的单收缩、不完全强直和完全强直收缩，并记录相应的刺激频率。

（2）观察不同刺激频率下，神经干动作电位波形、肌细胞动作电位波形和肌肉收缩曲线之间的时间关系。

（3）测量刺激频率为2Hz时神经干动作电位起点、肌细胞动作电位起点到肌肉收缩起点的时间差。

【注意事项】

1. 实验中可滴加任氏液保持标本湿润,保证其兴奋性。
2. 有效控制各种因素,防止干扰。

【思考题】

1. 能使神经纤维兴奋的电刺激需具备哪些基本条件?
2. 肌肉发生强直收缩时,神经干动作电位有何变化?为什么?
3. 分析从神经纤维受到刺激引起动作电位到肌肉收缩的生理过程中,经历了哪些事件?

(张　舟)

实验二　心肌群体细胞动作电位、心电图及心脏收缩的同步记录

【实验目的】

学习在体器官的电生理实验技术和多参数电生理学实验记录方法;直接记录心室肌细胞动作电位,并观察其与体表心电图(ECG)和心肌收缩之间的关系。

【实验原理】

心肌细胞的动作电位是心肌细胞兴奋的标志,是心肌细胞膜在静息电位基础上发生的一次膜两侧电位快速而可逆的倒转和复原。与其他可兴奋细胞相比,心肌细胞的动作电位不仅时程长,而且可分为多个时相,其形成与钠、钾、钙等离子的跨膜转运有关。体表心电图记录了心动周期中心肌细胞电活动产生的电压瞬时综合向量在体表心电导联轴上的投影。在记录体表心电图和心肌收缩张力的同时,用悬浮式玻璃微电极技术同步记录在体心室肌细胞的动作电位,可直观地显示心室肌细胞动作电位与ECG及心肌机械收缩之间的关系。

【实验对象】

蟾蜍或蛙。

【实验器材】

蛙类手术器械、微电极放大器、电屏蔽台、铁架台、微电极操纵器、0.05 ~ 0.1mm 银丝弹簧 1 根、电极充灌瓶、张力换能器、RM6240 多道生理信号采集处理系统(或 BL – 420 生物机能实验系统)。

【实验药品】

任氏液、3mol/L KCl。

【实验步骤】

1. 玻璃微电极的拉制与充灌

将直径 1.3 ~ 1.5mm 的有芯玻璃管毛坯置于微电极拉制仪上,拉制成尖端外径小于

0.5μm、颈长 1.2cm 左右的微电极。将微电极置入 3mol/L KCl 溶液内自动充灌，制成电阻为 10～20MΩ，尖端无气泡、无结晶的微电极。银丝弹簧的末端留 15～20mm，镀上氯化银，头端焊至铜棒的下端，固定在操纵器上；细铜棒的另一端借助连线与微电极放大器探头的输入端相连。

2. 标本的制备

（1）破坏蛙脑和脊髓，背位固定于蛙板上。

（2）从腹中部向两侧肩部减掉皮肤及肌肉，剪断两侧锁骨，从下颌、颈部横向剪除软组织和锁骨。

（3）剪开心包膜，充分暴露心脏，盖上吸足任氏液的棉花球，防止心脏表面干燥。

3. 连接实验装置

（1）将微电极导线连接通道 1。

（2）全导联心电电缆插头插入通道 2。

（3）张力换能器导线与通道 3 相连。

（4）开机与启动 RM6240 多道生理信号采集处理系统。

（5）开始示波操作→点击"实验"→选择"循环"→"心肌细胞动作电位与心电图的同步记录"。通道 3→点击"生物电"→"张力"。开始记录。

【观察项目】

1. 心电图的观察

将大头针（连接导线用）插入蛙的肢体作为心电图的导联，用通道 2 记录标准 Ⅱ 导联 ECG。

2. 心室肌细胞动作电位的记录

在充灌好的玻璃微电极距离尖端 8～10mm 处，用锯安瓿的小砂轮片轻轻锯一横线，用尖端套有细胶皮管的直眼科镊，从锯痕处轻轻折断微电极尖端。将折下的微电极尖端套在银丝弹簧的末端。调整电极尖端使之垂直，调节操纵器至最低位置时，电极尖端能接触心室组织表面并轻轻压紧。由于心室肌的收缩活动，电极尖端可刺入心室组织表面的细胞内，即可记录到动作电位。如果穿刺失败或电极从细胞内滑出，可重新提起操纵器，再稍加速下滑到底，一般可成功。

3. 心脏收缩曲线的记录

将与张力换能器相连的蛙心夹在心室舒张期夹住心尖，用通道 3 记录心肌收缩张力的变化。

【注意事项】

1. 制备标本时要充分暴露心脏，并尽量减少对心肌组织的损伤。

2. 制备悬浮式微电极是实验成功的关键，记录时电极要尽量垂直。

3. 良好接地，排除干扰。

【思考题】

1. 心室肌细胞动作电位可分为几个时相？各时相发生的离子基础是什么？

2. 比较 ECG 和心室肌细胞动作电位，说明 ECG 上各波所反映的心室肌细胞活动的变化。

3. 心室肌细胞的动作电位与机械收缩是否同时发生？为什么？

4. 与骨骼肌细胞和神经纤维相比，心室肌细胞的动作电位有何特点？该特点对心肌的收缩有何影响？

（张 舟）

实验三 影响尿生成的因素

【实验目的】

观察各种因素对尿生成的影响，并分析其作用机制；掌握膀胱或输尿管插管技术。

【实验原理】

尿液的生成包括 3 个步骤：肾小球的滤过，肾小管和集合管的重吸收，肾小管与集合管的分泌与排泄。任何影响这些过程的因素都会引起尿量或尿液成分的变化。

【实验对象】

兔。

【实验器材】

兔手术器械、兔手术台、动脉插管、膀胱插管（或输尿管插管）、动脉夹、压力换能器、针形电极、刺激电极、保护电极、输液装置及三通阀、尿糖试纸、注射器（1ml、10ml 及 20ml）、10ml 量筒、记滴器、RM6240 生物信号记录分析系统（或 BL - 420 生物机能实验系统）。

【实验药品】

25% 乌拉坦、6% 枸橼酸钠（或 500～1000U/ml 肝素）、20% 葡萄糖、生理盐水、1∶10000 去甲肾上腺素、垂体后叶素、呋塞米（速尿）、0.6% 酚红注射液、10% NaOH。

【实验步骤】

1. 兔心电图的记录、尿量及颈动脉血压的测定

（1）麻醉与固定 兔称重，耳缘静脉注射 25% 乌拉坦（4.0ml/kg）麻醉，背位固定于兔手术台上。在兔颈部、左腰背部和下腹部分别备皮。

（2）记录兔心电图 剪去四肢踝部兔毛，将心电图针形电极分别插入四肢踝部皮下。连接导联线，方法为：右前肢（红）、左前肢（黄）、右后肢（黑）、左后肢（绿）。

（3）收集尿液 可选择膀胱导尿法或输尿管导尿法。

膀胱导尿法：于耻骨联合上缘皮肤向上做一 4cm 切口，沿腹白线剪开腹壁和腹膜，剪口长约 1～2cm。找出膀胱，把膀胱轻轻翻转至腹腔外，在膀胱底部找出两侧输尿管及输尿管在膀胱开口的部位，两侧输尿管的下方备一丝线。将膀胱上翻，结扎尿道。在膀胱顶部剪一小口，插入充满生理盐水的膀胱插管，用线结扎固定，插管漏斗口应对着输尿管开口处并紧贴膀胱壁，膀胱插管的另一端连接至记滴器的受滴器。手术完

毕，用温热生理盐水纱布覆盖腹部创口。

输尿管导尿法：于耻骨联合上方沿正中线向上做 5cm 切口，沿腹白线切开腹壁，将膀胱翻出腹腔外，暴露膀胱三角。在膀胱底部找出两侧输尿管，分离。在每侧输尿管下方各备 2 条线，一条线把一侧输尿管的近膀胱端扎住（使尿液不能流进膀胱）；在结扎之上部剪一"V"形小口，向肾脏方向插入充满生理盐水的输尿管插管，用另一条线把输尿管及插管扎紧。按上述相同的方法，对另一侧输尿管进行插管、结扎并固定，可看到尿液从细塑料管中慢慢地逐滴流出。用线把双侧插管的另一侧开口端并在一起，连至记滴器的玻璃管内。手术完毕后用温热生理盐水纱布覆盖切口。

（4）颈总动脉插管 分离左侧颈总动脉和右侧迷走神经，用线结扎左颈总动脉近头端，用动脉夹夹闭近心端。在结扎处下方剪一小斜口，插入动脉插管，用线结扎固定，放开动脉夹，观察动脉血压的波形。

2. 连接实验装置

（1）心电图的信号由通道 1 输入，记录心电图。

（2）压力换能器输入插座连接通道 2，记录动脉血压。

（3）记滴输入线插入记滴输入插孔，记录尿量。

（4）开机与启动 RM6240 多道生理信号采集处理系统。

（5）开始示波操作→调节各通道的参数→通道 1 测生物电→通道 2 测压力。刺激器参数：连续单刺激，延时 10～20ms、强度 3.0～6.0V、波宽 1.0～5.0ms、刺激频率 30～100Hz。开始记录。

【观察项目】

1. 记录正常的心电图、动脉血压和尿量的变化（滴数/min）。

2. 改变实验条件，观察心电图、动脉血压和尿量的变化。

（1）从耳缘静脉快速注射 37℃的生理盐水 20ml。

（2）静脉注射 1∶10000 去甲肾上腺素 0.3～0.5ml。

（3）取尿液 2 滴，用尿糖试纸测定尿糖。然后静脉注射 20% 葡萄糖溶液 10ml，待尿量明显增多时，再取尿液 2 滴做尿糖定性试验。

（4）静脉注射垂体后叶素 2U。

（5）静脉注射呋塞米，剂量 5mg/kg。

（6）静脉注射 0.6% 酚红溶液 0.5ml，并开始计时，用盛有 10% NaOH 溶液的培养皿收集尿滴。如果尿中有酚红排出，遇 NaOH 则显紫红色。计算从注射酚红起到尿中排出酚红所需要的时间（如果输尿管或膀胱插管过长，要考虑尿液流过插管的时间）。

（7）电刺激迷走神经 剪断右侧颈迷走神经，用保护电极以中等强度的脉冲电流间断刺激其外周端，使血压维持在低水平 40～50mmHg（5.3～6.6kPa）5min 左右。

（8）分离一侧股动脉 插入塑料插管或直接切口进行控制放血，使动脉血压迅速下降至 50mmHg（6.6kPa）左右，观察尿量的变化。再迅速补充生理盐水。

【注意事项】

1. 麻醉注射要缓慢。

2. 为保证兔在实验中有充分的尿液排出，实验前给兔多喂青菜，或者在麻醉后用橡皮导管向兔胃内灌入 40～50ml 清水，以增加基础尿量。

3. 本实验需多次静脉给药，应注意保护兔耳缘静脉。

4. 手术操作应轻巧，腹部切口不可过大，避免损伤性尿闭。

5. 依次进行实验项目。前一项实验完毕后，待心电、血压和尿量基本恢复后再进行下一项实验。

6. 实验顺序的安排是：在尿量增多的基础上进行尿量减少的实验项目；在尿量少的基础上进行促进尿生成的实验项目。如插管后无尿，可先进行葡萄糖实验。

7. 电刺激迷走神经观察尿量变化时，强度应适当，切勿用强电流连续刺激。

8. 注射 20% 葡萄糖溶液后，应用新的容器来盛尿，以便做尿糖测定。

9. 在寒冬季节，要注意给动物保温。

10. 膀胱插管应尽量减少残留膀胱的溶液。

【思考题】

1. 静脉注射 20ml 生理盐水，尿量有何变化？机制是什么？

2. 静脉注射 20% 葡萄糖溶液，尿量有何变化？机制是什么？

3. 静脉注射去甲肾上腺素后，尿量有何变化？为什么？

4. 静脉注射呋塞米后尿量有何变化？为什么？

5. 静脉注射垂体后叶素后尿量有何变化？为什么？

6. 血压降低后尿量有何变化？为什么？

7. 本实验中影响肾小球滤过率的因素有哪些？影响肾小管和集合管的重吸收和分泌的因素有哪些？

（张　弘）

实验四　循环、呼吸和泌尿功能的综合观察

【实验目的】

理解机体对内外环境变化的反应是作为整体进行的，而不是影响单一器官或系统。

【实验原理】

生物体作为一复杂的有机整体，体内各器官、系统的功能在神经系统、体液因素和自身的调节和控制下，相互联系，相互制约，相互协调，相互配合，以达到整合的目的。当某种刺激因素作用于机体后，不只是对一个器官的功能产生影响，而是对多个系统的功能同时产生影响。

【实验对象】

兔。

【实验器材】

兔手术器械、兔手术台、动脉夹、动脉插管、压力换能器、膀胱插管、CO_2 气囊、

长橡皮管、保护电极、记滴器、RM6240 生物信号采集与处理系统（或 BL – 420 生物机能实验系统）。

【实验药品】

25% 乌拉坦、生理盐水、肝素、呋塞米（速尿）、1∶10000 肾上腺素、1∶10000 去甲肾上腺素、1∶10000 乙酰胆碱、20% 葡萄糖溶液、垂体后叶素。

【实验步骤】

1. 手术操作

（1）麻醉、固定　兔称重，耳缘静脉注射 25% 乌拉坦（4ml/kg）麻醉，背位固定于兔手术台上。在兔颈部、下腹部分别备皮。

（2）分离右侧颈部迷走神经、减压神经、颈总动脉　在兔颈部正中沿甲状软骨开始向下切开皮肤 3 ~ 4cm，并切开浅筋膜，露出颈部肌肉。于右侧胸锁乳突肌与胸骨舌骨肌之间，向深部钝性分开两侧肌肉，即可看到颈动脉鞘。用玻璃钩轻轻划开鞘膜约 2 ~ 2.5cm 长，可见鞘内的神经和血管主要有：颈总动脉、迷走神经（最粗）、颈交感神经、减压神经（最细）。于迷走神经、减压神经和颈总动脉下各穿一线，在远离血管神经处将线打一个活结备用。

（3）左侧颈总动脉插管　按上述方法分离左侧颈总动脉，尽量靠近头端做第一道结扎，在第一道结扎线下方约 5mm 处做第二道结扎。近心端用动脉夹将动脉夹闭，阻断血流。在靠近第二道结扎线约 5mm 处用眼科剪刀逆血流方向在动脉上剪一斜口，将动脉插管沿向心方向插入动脉内，并用事先备好的线结扎固定。

（4）膀胱插管　于耻骨联合上缘皮肤向上做一 4cm 切口，沿腹白线剪开腹壁和腹膜，剪口长约 1 ~ 2cm。找出膀胱，把膀胱轻轻翻转至腹腔外，在膀胱底部找出两侧输尿管及输尿管在膀胱开口的部位，两侧输尿管的下方备一丝线。将膀胱上翻，结扎尿道。在膀胱顶部剪一小口，插入充满生理盐水的膀胱插管，用线结扎固定，插管漏斗口应对着输尿管开口处并紧贴膀胱壁，膀胱插管的另一端连接至记滴器的受滴器。手术完毕，用温热生理盐水纱布覆盖腹部创口。

（5）记录呼吸运动　将肌肉张力换能器与兔剑突相连，记录兔呼吸运动的变化。

2. 连接实验装置

（1）将压力换能器连于 1 通道，肌肉张力换能器连于 2 通道，记滴输入线插入记滴输入插孔。

（2）开机与启动 RM6240 生物信号分析处理系统。

（3）开始示波操作→调节各通道的参数→通道 1 为压力→通道 2 为张力。进入记录状态后点击"设置"选项，在下拉列表中选择"记滴时间"在对话框中选择时间 10s，确定，此时可在 1 通道的右上角显示每 10s 的尿滴数。

（4）选择刺激器参数　连续单刺激，强度 3.0 ~ 5.0V、延时 0.05ms、波宽 1.0ms、频率 30 ~ 50Hz）。开始记录。

【观察项目】

1. 记录正常血压和呼吸波动曲线，分析血压波动与呼吸间的关系，记录尿滴数。

2. 改变实验条件，观察血压、呼吸和尿滴的变化。

（1）牵拉左侧颈总动脉头端 15~20s。

（2）用动脉夹夹住右侧颈总动脉 15~20s。

（3）增加吸入气中 CO_2 的浓度。

（4）增加无效腔（将 50cm 的长橡皮管连于气管的一个端口）。

（5）静脉快速注射 37℃生理盐水 20ml。

（6）静脉注射 1∶10000 去甲肾上腺素 0.3ml。

（7）静脉注射垂体后叶素 0.3ml。

（8）静脉注射 1∶10000 肾上腺素 0.3ml。

（9）静脉注射 20% 葡萄糖 10ml。

（10）静脉注射 1∶10000 乙酰胆碱 0.3ml。

（11）静脉注射呋塞米 5mg/kg。

（12）电刺激减压神经 15s。

（13）结扎并剪断右侧迷走神经。

（14）中等强度间断电刺激右侧迷走神经外周端 15s。

【注意事项】

1. 动脉插管前一定要准备好充满抗凝剂的压力换能器，并用抗凝剂（1~2 滴）冲洗颈总动脉切口处。插管时注意三通阀处于正确的方向。实验结束时要先将颈总动脉结扎，再将动脉插管拔出。

2. 膀胱提出腹腔外时，避免损伤膀胱。结扎尿道时注意不要将输尿管结扎。手术操作应该轻柔，操作过程中不要用止血钳夹输尿管，以免造成输尿管损伤及痉挛导致无尿。

3. 完成一项实验项目后，要等到血压、呼吸、尿量等都恢复到正常的状态再进行下一项处理。

【思考题】

1. 夹闭颈总动脉后，动脉血压有何变化？为什么？

2. 肾上腺素和去甲肾上腺素对循环和泌尿系统有何影响？影响机制是什么？二者作用有何不同？

3. 静脉注射 20% 葡萄糖引起尿量增多的机制是什么？

4. 静脉注射呋塞米后尿量有何变化？为什么？

（张 弘）

第三节 生理学探索性实验

实验一 循环血量的测定

【实验目的】

寻找一种简便易行的循环血量的测定方法。

【实验原理】

在心血管系统中，血液充盈量直接影响血压水平，影响生理功能的实现。循环血量的测定方法，对于某些动物模型的复制、选择有效的观察指标等，均有一定的意义。基于此原因，设计实验，测定动物循环血量。

【实验提示】

血液主要由血浆和血细胞组成。将一定量已知浓度的无毒染料，如伊文思蓝，注入静脉，待其在血浆中分布均匀后，取血测定染料的稀释倍数，以求出血液总量。

【实验设计】

根据上述目的、要求和提示，同学们可以查阅文献和有关书籍，自行设计实验。在设计实验时可以几个人一起讨论。实验设计应包含以下项目：

1. 实验对象

名称、品系、体重、性别、饲养条件、提供单位、合格证号、受试动物预处理方法。

2. 实验器材

手术器械、动物固定装置、测定装置等。

3. 实验药品

（1）麻醉药：名称、用法用量、配制方法、给药途径、包装规格、提供单位等。

（2）伊文思蓝：浓度、用量、给药方式、包装规格、提供单位等。

4. 实验步骤

手术操作方法、实验装置连接方法、血量的计算方法。

5. 观察项目。

6. 注意问题。

（徐静华）

实验二 考察血糖对尿生成的影响

【实验目的】

验证尿生成过程及影响因素。

【实验原理】

基于对"肾糖阈"及"渗透性利尿"的理解，设计实验，证明当血糖浓度升高超过肾糖阈时，尿量是否有变化？

【实验提示】

糖尿病患者当血糖含量超过肾糖阈时，尿液葡萄糖检查为阳性，同时尿量增加。

【实验设计】

根据上述目的、要求和提示，同学们可以查阅文献和有关书籍，自行设计实验。在设计实验时可以几个人一起讨论。实验设计应包含以下项目：

1. 实验对象

名称、品系、体重、性别、饲养条件、提供单位、合格证号、受试动物预处理方法。

2. 实验器材

手术器械、动物固定装置、测定装置等。

3. 实验药品

（1）麻醉药 名称、用法用量、配制方法、给药途径、包装规格、提供单位等。

（2）葡萄糖 浓度、用量、给药方式、包装规格、提供单位等。

（3）血糖检测试剂、尿糖检测试纸。

4. 实验步骤

手术操作方法、实验装置连接方法。

5. 观察项目。

6. 注意问题。

（徐静华）

Chapter 3 Physiological experiments

Section 1 Physiological fundamental experiments

Experiment 1 The characteristics of muscle contraction

【Purpose】

Tostudy the form of the muscle contraction and the influence of the stimulus intensity and frequency on muscle contraction.

【Principle】

Excitability of skeletal muscles innervated by motor nerves is represented as contraction. When the stimulus is in a rectangle pulse, the lowest stimulus leading to muscle contraction is called threshold stimulus in proper stimulus duration. The lowest stimulus that could lead to the highest muscle contraction is called optimal stimulus. The curve of a muscle twitch is composed of three periods: a short latent period after stimulus application, followed by a contraction period and a relaxation period. The form of contraction is not only decided by the stimulus, but also decided by stimulus frequency. If more than two continuous suprathreshold stimulus with the intervals longer than the duration of a complete single contraction is applied, a series of separated single twitch will happen. Decreasing the stimulus interval, which is longer than the period of contraction but shorter than the period of relaxation, cause an incomplete tetanus. Decreasing the interval continuously, which is shorter than the period of contraction, cause a complete tetanus.

【Experimentalsubjects】

Toads or frogs.

【Experimentalequipments】

Surgical instruments for frogs, frog board, muscular socket, tension transducer, RM6240 physiological polygraph system (or BL-420 biological polygraph system).

【Reagent】

Ringer's solution.

【Experimental procedures】

1. Preparation of the sciatic nerve – gastrocnemius muscle specimen

(1) Damage the brain and spinal cord　Take a toad, grasp it with the left hand and press the front end of its head with the index finger, making its head lean forward. The right

hand vertically pierce the probe into foramen magnum, then pierce forward into cranial cavity and stir around to destroy brain tissue; draw back the probe to foramen magnum and then pierce backward into spinal canal to destroy spinal cord. If the limbs of the toad turn to be soft, it suggests that the brain and spinal cord are destroyed completely. Otherwise, the damage process should be carried out again according to the above – mentioned method.

(2) Cut off the upper torso and viscera Cut the spine 0.5 ~ 1 cm above the level of sacroiliac joints , hold hind legs of the toad with the left hand, press down the sacrum with the thumb, and at this time, the head and viscera of the toad will prolapse naturally. Then cut off the upper torso and viscera with big scissors in the right hand along both sides of the body, only hind legs, hip, spine and the sciatic nerves sent out from it.

(3) Peel off the skin Pull up the broken end of the spine with the left hand, and grasp the edge of skin on it with the right hand, then peel off all the skin on the hind legs and immerse the specimen into the Ringer's solution in a culture dish.

(4) Clean the hands and all the used surgical instruments, such as scissors, tweezers, etc.

(5) Separate the two legs Clip the spine with tweezers upon a dorsal body posture, pull up the specimen and cut off the coccyges protruding upward. Separate the spine along the midline into two parts with a pair of scissors, and then continue to separate the two legs along the midline of pubic symphysis. Thus the two legs will be separated completely. Immerse the two legs into the Ringer's solution in a culture dish.

(6) Dissociate sciatic nerve Put one of the separated legs on the frog board, dissociate the sciatic nerve along the spine side with a glass dissecting needle. Put the specimen with a dorsal posture, and cut the piriformis and the connective tissue around it, find the part of sciatic nerve in the thigh along the sciatic nerve gap, and then pull up the sciatic nerve slightly and cut all the branches dissociating the sciatic nerve to the popliteal cavity.

(7) Make the sciatic nerve – leg specimen Hang the separated sciatic nerve over the gastrocnemius, cut off all the skeletal muscle of the thigh around the knee joint with a pair of scissors, and then continue to cut off the upper part of the femoral bone to complete the sciatic nerve – leg specimen.

(8) Make the sciatic nerve – gastrocnemius specimen Cut achilles tendon of the above – mentioned "sciatic nerve – leg specimen" after threading and ligation on the achilles tendon. Dissociate the gastrocnemius to the knee joint, and then cut off the leg just below this joint. Thus we get the sciatic nerve – gastrocnemius specimen which is composed of the gastrocnemius attached on the femoral bone and the sciatic nerve innervating the gastrocnemius.

(9) Test the excitability of the specimen Touch the sciatic nerve with a copper zinc bow rapidly, and if the gastrocnemius contracts apparently, it means that the excitability of the specimen is good. Then immerse the specimen into the Ringer's solution in a culture dish for future use.

2. Connection of experiment devices

（1）Chose a suitable muscle tonus energy transducer according to the contraction force of the specimen. Attach the prepared specimen to the stress bearing leaf spring with silk thread. Regulate the vertical position of the energy transducer and tighten the silk thread to apply a preload on the specimen. Connect the conductor of the energy transducer with the corresponding input port.

（2）Turn on the computer and start "RM6240 physiological polygraph system".

（3）Do the following steps to begin the oscillographic operation: Click on "experiments" →neuromuscular experiments→the effect of stimulus frequency on the skeletal muscle contraction→regular experiment. Click on "Tools" →coordinates scrolling→regulate the baseline to the center of the screen.

（4）Insert the plug of stimulator into the stimulating output port, and connect the other end of the conductor to the electrode on the muscular socket. Regulate the stimulator, choose positive voltage stimulus, wave width is 6 ms, time delay is 3 ms.

（5）Adjust the gain and the scanning speed according to the mode, speed, frequency, and strength of the specimen contraction, in order that the whole signal can be clearly displayed on the screen. When the specimen function is stable, we can get into the state of "record" and start the experiment.

【Observation items】

1. Find out the threshold stimulus.

Apply a weak stimulus on the specimen at the beginning. Then gradually increase the stimulus intensity until a single contraction curve on the recorder is observed, and the stimulus intensity is threshold intensity. Record this stimulus intensity. The stimulus with lower intensity compared with threshold intensity is called subthreshold stimulus.

Output mode of stimulus: positive voltage.

Mode of stimulus: single stimulus.

Parameters of stimulus: waviness width is 6 ms, time delay is 3 ms, and the stimulus intensity is gradually increased from 0.01 V.

Scanning speed: 10 s/div.

2. Find out optimal stimulus.

As the intensity of the stimulus increases further, the amplitude of the muscle contraction curve also increases gradually. However, when the stimulus intensity reaches a certain value, the amplitude of the muscle contraction curve is not increased any more with increasing the stimulus intensity. This lowest stimulus intensity inducing the largest contraction effect is called the intensity of optimal stimulus. Record it.

3. Trace the single contraction curve.

Choose the intensity of optimal stimulus and single stimulus mode, set the scanning speed as 1.0 s/div, and trace the single contraction curve.

4. Trace the composite contraction curve.

Choose the intensity of optimal stimulus and continuous single stimulus mode, stimulus frequency increases from 1Hz, and then follows the sequence of 1 Hz, 2 Hz, 4 Hz, 8 Hz, 16 Hz, 32 Hz······, set the scanning speed as 1.0 s/div.

As the frequency of the stimulus increases gradually, trace the zigzag – shaped incomplete tetanus curve and the smooth complete tetanus curve in turn.

【Notices】

1. After each experimental item, we should not begin the next until the specimen has recovered its excitability.

2. After the peeling off skin, our hands and all the used surgical instruments, such as scissors, tweezers, etc. should be cleaned to prevent the influence of toad secretion on the excitability of neuromuscular specimens.

3. Try not to touch the neuromuscular specimens directly with the metal devices.

4. Experimental operations should be gentle to prevent the injury on the neuromuscular tissue.

【Questions】

1. How do we test the excitability of the neuromuscular specimen?

2. Can the neuromuscular specimen be washed by the tap water after being peeled of the skin? Why?

3. What is the meaning of the "threshold stimulus" and "optimal stimulus" inducing the muscle contraction?

4. How many contracting forms of skeletal muscle have you learned? What are their respective characteristics?

5. Complete tetanus can happen on skeletal muscle, while it can not happen on cardiac muscle. Please explain the reason and physiological significance of that.

(Li Gang)

Experiment 2 Observation on the action potential of nerve trunk

【Purpose】

To observe the basic monophasic, biphasic action potential wave forms of toad's nerve trunk.

【Principle】

If we apply electrical stimulus on nerve fibers, depolarization will happen on the nerve fiber membrane under the negative electrode. When the depolarization reaches the threshold potential, a rapid and reversible potential change will happen on both sides of the nerve fiber membrane, which is called action potential (AP). AP is the objective sign of cell excitation.

Once the AP happens, it will conduct along the nerve fiber membrane. The point where the nerve fiber membrane is excited (outside the membrane) is negatively charged compared with resting point, and the potential of the excited point will recover to resting level after the excitation has been finished.

If two leading electrodes are placed on the surface of the normal intact nerve trunk, when an excitative wave traverses two electrodes in turn, the electrodes will lead two reverse potential deflections, called biphasic AP. If the nerve trunk between the two leading electrodes is injured, the excitiative wave can only go through the first leading electrode, but not the second one, leading to a potential wave of only one direction, which are called monophasic AP. Sciatic nerve trunk is made up of many nerve fibers of different excitability, thus the AP of the nerve trunk is different from the single nerve fiber, it is composed of the AP of a number of nerve fiber with different diameter and type. This AP is called compound AP. Within a certain range, if the stimulus intensity is increased continually, the amplitude of compound AP of the nerve trunk can turn to be larger accordingly.

【Experimentalsubjects】

Toads or frogs.

【Experimental equipments】

Surgical instruments for frogs, frog board, muscular socket, nerve block box, RM6240 physiological polygraph system (or BL－420 biological polygraph system).

【Reagent】

Ringer's solution.

【Experimental procedures】

1. Preparation for sciatic nerve trunk specimen of toad

The method of preparation is same to "Experiment 1", but it is not necessary to keep femoral bone and gastrocnemius. Bind thread on both ends of the nerve trunk line to make it easy to be clamped during the process of connecting experimental devices and moving the nerve trunk. The nerve trunk between the two points of binding thread should be as long as possible.

2. Connection of experiment devices

(1) Place the nerve trunk into the nerve block box, in order that the nerve trunk has good contact to the stimulating electrode, the grounding electrode and leading electrode. The nerve trunk must be moved by tweezers clamping the binding thread on both sides, and it must not be clamped directly by tweezers or touched by hands. Cover the lid of the nerve block box to reduce electromagnetic interference.

(2) Insert recording electrode into channel 1.

(3) Turn on the computer and start "RM6240 physiological polygraph system".

(4) Do the following steps to begin the oscillographic operation: Click on "experiments" →neuromuscular experiments→the AP of nerve trunk. Adjust the parameters of the instrument: time constant of channel 1 is 0.002 ~ 0.02 s, filter frequency is 1 kHz, sensitivity is

5 mV, sampling frequency is 40 kHz, scanning speed is 0.5 ms/div. Stimulator parameters: single stimulus mode, stimulus intensity is 0.1 ~ 3 V, stimulating wave width is 0.1 ms, time delay is 5 ms, synchronized triggering.

【Observation items】

1. Set the stimulus intensity as 0.1 V at the beginning. Then gradually increase the stimulus intensity until the AP appears, and this stimulus intensity is threshold intensity. Record it. As the stimulus intensity changes, the amplitude of AP can change accordingly in a certain range. However, when the stimulus intensity reach a certain value, if we continue to increase the stimulus intensity, the amplitude of the muscle contraction curve will not turn to be larger accordingly. Record it as the intensity of optimal stimulus.

2. Observe the biphasic AP and record it.

3. Observe the monophasic AP: if the nerve trunk is injured between the two leading electrode by the clamping of tweezers, the second phase of the AP will disappear, and this kind of AP is monophasic AP. Record it.

4. On the basis of monophasic AP, regulate the stimulus intensity to make it increase from low to high, and observe the gradually increasing process of AP aptitude.

【Notices】

1. Be careful not to injure the nerve tissue when dissociating the nerve trunk, in order that the experimental effect will not be influenced.

2. Keep the nerve trunk specimen moist by adding Ringer's solution dropwise on the specimen.

【Questions】

1. How do the biphasic AP and monophasic AP happen?

2. How does the phenomenon of "The amplitude of nerve trunk AP increases in accordance with the increase of stimulus intensity" happen?

3. If the nerve between the two leading electrode is injured, only monophasic AP will appear. Why?

4. The amplitude and wave width of the upper phase and lower phase of the nerve trunk AP are not symmetrical, why?

5. What is a stimulus artifact? What's the significance of that?

(Li Gang)

Experiment 3 Erythrocyte osmotic fragility test

【Purpose】

To test the osmotic fragility of erythrocyte.

【Principle】

Cell membrane is one kind of semipermeable membrane. Under osmotic pressure, water flows across the cell membrane from the hypotonic side to the hypertonic side. Isotonicity is the presence of a solution that produces no change in cell volume. Hypertonicity is the presence of a solution that causes cells to shrink. And hypotonicity is the presence of a solution that causes cells to swell. Erythrocytes rupture and release their contents into surrounding fluid, which means hemolysis.

Erythrocytes will be added into solutions with different salt concentrations to test the resistance against hypotonicity. The hypotonic saline concentration in which the erythrocytes begin to hemolysis is called the minimum resistance (about 0.40% ~ 0.45% NaCl solution), and the hypotonic saline concentration in which all the erythrocytes rupture is called the maximum resistance (about 0.30% ~ 0.45% NaCl solution). The range between the minimum resistance and the maximum resistance is called fragility range.

【Experimentalsubjects】

Rabbits.

【Experimental equipments】

Surgical instruments for rabbits, test tube bracket, 10 pieces of 5ml test tube, 2 pieces of 2ml straw, syringe.

【Reagents】

1% NaCl, distilled water, 3.8% sodium citrate.

【Experimental procedures】

1. Preparation of hypotonic saline solution

Take 10 pieces of cleaned and dry test tubes onto the test tube bracket after numbering them. Then put the 1% NaCl solution into the test tubes as the following table (Table 3 – 1), then distilled water. Mix up the solutions.

Table 3 – 1 Preparation of hypotonic saline solution

number / items	1	2	3	4	5	6	7	8	9	10
1% NaCl (ml)	1.40	1.30	1.20	1.10	1.00	0.90	0.80	0.70	0.60	0.50
distilled water (ml)	0.60	0.70	0.80	0.90	1.00	1.10	1.20	1.30	1.40	1.50
NaCl concentration (%)	0.70	0.65	0.60	0.55	0.50	0.45	0.40	0.35	0.30	0.25

2. Preparation of blood with 3.8% sodium citrate

Anesthetize the rabbit, common carotid arteries intubation. Put the blood into a beaker pretreated with 3.8% sodium citrate solution, the proportion of blood and sodium citrate solution should be 9 : 1, jiggling the beaker to make the solution uniform.

3. Add the blood

Add a drop of blood into each oftest tube with a syringe, cover the tube mouth with thumb, and then invert the tube 2 or 3 times, stand for 1 hour at room temperature.

【Observation items】

Observe the transparency of each tube to determine whether hemolysis happened. Record the range of the osmotic fragility. Judge whether there is a hemolysis according to the following:

(1) If lower solution is turbid red, while upper solution is colorless or light yellow, there is not a hemolysis.

(2) If lower solution is turbid red, while upper solution is light red, there is an incomplete hemolysis with part of erythrocyte dissolved. This represents the minimum osmotic resistance of erythrocyte.

(3) If the liquid in the tube is completely clear red, and there are not any cells on the bottom, it is called complete hemolysis. This represents the maximum osmotic resistance of erythrocytes.

【Notices】

1. Tubes should be numbered and put onto the tube bracket to avoid order confused.

2. Capacity of solution should be accurate when taking distilled water and 1% NaCl.

3. To ensure accurate result, the capacity of blood in each tube should be identical.

4. Putting the blood into the tube should be gently to avoid breaking erythrocytes.

5. Observe the result at a white background, and at a light place.

【Questions】

1. What is the meaning of erythrocyte osmotic fragility?

2. What should be paid attention to at the time of erythrocyte osmotic fragility test?

3. Please explain physiological significance of erythrocyte osmotic fragility test.

(Yu Yang)

Experiment 4 Influencing factor of blood coagulation

【Purpose】

To observe the effects of Ca^{2+} and fibrin at the process of blood coagulation, and to understand the mechanism of blood coagulation.

【Principle】

Afterthe blood vessels are damaged, blood bleeds out and then clots into thrombus in a short time, which means blood coagulation. The processes of blood coagulation include three steps: thrombokinase formation, thrombinogenesis and fibrin formation.

【Experimental subjects】

Rabbits.

【Experimental equipments】

Surgical instruments for rabbits, beaker, hair – brush.

【Reagents】

2% $CaCl_2$, 3.8% sodium citrate.

【Experimental procedures】

1. Anesthetize a rabbit, common carotid arteries intubation and prepare to take blood.

2. Put 0.5 ml sodium citrate solution into a beaker, then put 4.5 ml blood into the beaker and jiggle the beaker to make the solution uniform.

3. Put 5 ml blood into the beaker and churn with a hair – brush, filament should appear and tangle onto the hair – brush until no filament generates anymore.

【Observation items】

1. Take two pieces of glass slide, put 5 drops of blood with sodium citrate or blood without fibrin onto the glass slide respectively, filament appearance means blood clotting, observe whether two kinds of blood coagulate.

2. Put 1 drop of 2% $CaCl_2$ into two kinds of blood respectively, observe whether two kinds of blood coagulate after 15 to 20 minutes.

【Notices】

1. The beaker should be clean and dry.

2. Observe and record the time of blood coagulation accuratly.

【Questions】

1. Why is the blood not easy to coagulate after churning with a hair – brush?

2. What is the effect of Ca^{2+} in the process of blood coagulation?

(Yu Yang)

Experiment 5 Counting of erythrocytes and leucocytes

【Purpose】

To master the method of erythrocytes and leucocytes count and the clinical significance.

【Principle】

There is no way to count the erythrocytes and leucocytes directly because there are so many in the blood. For this reason, the blood should be diluted by adequate liquid and dropped into the numerical chamber of haemacytometer. The erythrocytes and leucocytes in the blood dilution of definite volume can be counted through a microscope. Then the results can be converted to the number of erythrocytes and leucocytes in the 1L blood.

【Experimental subjects】

Human.

【Experimental equipments】

Microscope, haemacytometer, glass slides, cover glass, one – time blood collection needle, disinfected dry cotton ball, small test tube, graduated pipette.

【Reagents】

Erythrocyte diluent (NaCl 0. 5g, Na_2SO_4 2. 5g, $HgCl_2$ 0. 25g diluted by distilled water to 100 ml), leucocyte diluent (acetic acid 1. 5ml, 10% methylrosaniline chloride diluted by distilled water to 100 ml), 75% ethanol.

【Experimental procedures】

1. Counting erythrocytes

(1) Blood sampling   The earlobe or fingertips are disinfected with 75% alcohol cotton ball and punctured by one – time sterile blood collection needle after alcohol volatilization, 2 mm deep. After blood flowing from pinhole, the first drop of blood is wiped away with cotton. Squeeze gently, making blood form a drop of blood of mung bean size. Operators immerse the tip of blood taking pipette into the blood with the right hand smoothly and suck blood slowly until 10 μl calibration point. The blood stained with the sucker is wiped off with dry cotton.

(2) Dilution   Prepare a clean small tube and drip into the erythrocyte diluent 1. 99 ml precisely. Add 10 μl prepared blood to the small tube and blend the blood and the diluent, and then the blood is diluted 200 times.

(3) Pool filling   After cleaning the counting board and cover glass, the cover glass is covered on the counting pool. A drop of blending diluting blood is drawn and dropped into the bottom edge of the cover glass, and then the blood is filled into the counting pool. Letting stand for 2 ~ 3 minutes, the number of erythrocytes will be counted under the low power magnification after erythrocytes completely sinked.

(4) Count   Haemacytometer is a piece of thick glass, which is divided into nine big squares, the area of 1 mm^2. The large central square is for erythrocytes count, which has been divided into 25 squares with doublet. And each box is divided into 16 small squares.

The pool counting is made up counting plate and cover glass, its depth 0. 1 mm. Seek out the middle big squares of the counting chamber with the low power microscope at first. Observe if erythrocytes are well – distributed or not, and adjust them to the middle of the field of the vision.

Transform the low power microscope to the high power lens, and count the number of erythrocytes in the quadrangle squares and central of the middle big square. It must be in a certain direction and order when counting, in order to avoid the repeat count of erythrocytes or leakage. Count the number of erythrocytes in total 5 squares. If the number of erythrocytes in the middle squares differs from each other by over 20 when counting erythrocytes, which indicate the blood cells are not dispersed homogenously, the dilution should be shaken homogenously and counting should be done again.

Calculation formula is:

The number of erythrocytes/L = the total number of erythrocytes of 5 boxes ×5 (erythrocytes of 5 squares were converted into the number of erythrocytes of a large square) × 10 (turned into 1 μL) × 200 (200 times dilution) ×10^6 (turned into 1 L) /L

2. Counting leucocytes

(1) Blood collection　Same to erythrocytes count, 20 μl blood is accurately sucked through a straw, no bubbles in the middle. The blood on the tube tip and the tube side must be wiped off.

(2) Dilution　0.38 ml leucocyte diluent is added into a small test tube. Then immediately the blood is joined into the small test tube gently. The test tube is washed 2～3 times with the supernatant diluent and gently shaked up.

(3) Filling pool　According to the pool filling method of erythrocytes, a small amount of liquid is sucked up from the above-mentioned homogeneous diluent with a small dropper and then added into the blood count pool. After 2～3 minutes' standing, leucocytes are counted after they are sinked.

(4) Count　Under the low power magnification, leucocytes are round in shape, cytoplasmic bright, nuclear atropurpureus in color. The number of leucocytes of four big squares is counted. If the nmuber of leucocytes in the large square differs by over 8 when counting leucocytes, the dilution should be shaken homogenously and counting should be done again. The number of leucocytes/L = The number of leucocytes of four big squares/4 (average of every big squares) × 10 (turned into 1 μl) × 20 (20 times dilution) ×10^6 (turned into 1 L) /L.

【Notices】

1. Blood clotting should be prevented, and blood must be thoroughly mixed.

2. All the equipments should be clean and dry.

3. Pay attention to prevent the bubbles when filling the pools, and the blood dilution should not be spilled.

4. The diluents and blood taken should be accurate.

5. Erythrocytes and leucocytes should be well-distributed in the chamber; otherwise the diluent should be filled and counted again.

【Questions】

1. Which factors will affect the accuracy of counting erythrocytes and leucocytes? How to avoid them?

2. What is the significance when the number of leucocytes increases or decreases?

3. Why should certain sequences be followed counting erythrocytes and leucocytes? Why should the cells be "counted upward and left but not downward and right"?

(Wei Xiuyan)

Experiment 6 Identification of blood group

【Purpose】

To study and grasp the method of ABO blood typing.

【Principle】

The antigen is mixed with the corresponding antibody, and then they are integrated into agglutination blocks of different sizes, which means agglutination reaction. There are two agglutinogen (antigen) of A and B on the surface of erythrocytes, and two corresponding kinds of agglutinin (antibody) in the serum. When erythrocytes and the serum from two different blood types are mixed, blood agglutination is going to happen. According to agglutination condition of erythrocytes and standard serum, blood type can be determined. If erythrocytes are agglutinated only with the standard A serum, it is type A; if erythrocytes are agglutinated only with the standard B serum, it is B type; if erythrocytes are agglutinated with both the standard A serum and B serum, it is AB type; If no agglutination happens, it is O type. The experiment will introduce slide method for blood typing.

【Experimental subjects】

Human.

【Experimental equipments】

Glass slides, capillary pipet, one-time blood collection needle, marking pen, toothpick, microscopes.

【Reagents】

Normal saline, A and B standard serum, 75% ethanol.

【Experimental procedures】

1. Take a clean glass slide and divide it into three cells with crayons, then note the number. Add a drop of standard A serum and standard B serum in the first and second cell, and add an equal amount of saline in the third cell.

2. Earlobe or finger tips are disinfected with 75% ethanol cotton ball, and punctured by sterile blood needle. Add peripheral blood into the three cells respectively with a capillary pipet.

3. Shake slides gently, and then put slides on the experiment platform static and let stand.

4. Observe the results with the naked eyes after 10 minutes. It is positive reaction when erythrocytes agglutinate particles appear; it is negative reaction if they are evenly mixed suspension; if the result is not clear, the slides can be observed under the low power microscope.

【Notices】

1. It should be strictly sterilized when sampling the blood.

2. Erythrocytes suspension fluid and serum should be fresh and clean to prevent agglutination.

【Questions】

1. What are the clinical blood transfusion principles?

2. Why does the principle of homotype blood transfusion be adhered to?

3. What is cross-matching of blood and its significance?

(Wei Xiuyan)

Experiment 7 Observation the frog heart pacemaker

【Purpose】

To observe the normal heart pacemaker in toad and to compare the autorhythmicity in different parts of heart by means of part heating and deligation.

【Principle】

In amphibians, the heart pacemaker is the venous sinus. The venous sinus excitation would conduct from atrium to ventricle in turn, making them systole successively. Only when the excitation conduction of normal pacemaker is suffocated can the autorhythmicity of other places with lower rhythmicity be expressed.

【Experimental subjects】

Toads or frogs.

【Experimental equipments】

Surgical instruments for frogs, frog board, dropper, 15 ml centrifuge tube, stopwatch, silk thread.

【Reagents】

Ringer's solution, hot water and ice.

【Experimental procedures】

1. Take a toad and destroy its brain and spinal cord by probe, and place it on its back on frog board.

2. Cut the abdominal skin from sternum towards clavicle, cut the muscles and sternum to expose the thoracic cavity. Carefully remove pericardium to expose the heart.

3. Identify the venous sinus, the atrium and the ventricle.

It is the atrium, the ventricle and the atrioventricular sulcus that can be seen through the ventral aspect of the heart. There is an arterial cone on the upper right of the ventricle, which is a bulge of the root segment of the artery. The arterial trunk splits into two branches upwards. Use a glass dissecting needle to turn the heart to the side of head, and then we can see a venous sinus cause rhythmic pulsation automatically in the extremitas inferior of the atrium. Between the atrium and the venous sinus there is a white, half – moon shape line which called sinus sulcus.

【Observation items】

1. Observe the pulsing sequence of the venous sinus, the atrium and the ventricle carefully, and count their pulsing rate in a unit time.

2. Use small centrifuge tubes with hot water (35℃ ~40℃) or small ice cake to touch the ventricle, the atrium and the venous sinus in succession respectively in order to change their temperature. Observe and record the alteration of heart beating times in a unit time.

3. Using a pincette thread a line under the aorta trunk for preparation. Use a glass dissecting needle to turn the apex cordis to the side of head, expose the dorsal surface of the heart, find the half – moon shape sinus sulcus between the atrium and the venous sinus, and then do a ligation go along the sinus sulcus by the ready line in order to block the conduction between the venous sinus and the atrium, which called Straub's first deligation. Observe the alteration of the pulsing rate of different parts of the heart. When the atrium and the ventricle was resumed pulsing, count the pulsing times of different parts of heart in a unit time respectively and observe if they are pulsing consistently.

4. Thread a line at the atrioventrocular junction, ligate the atrioventricular groove exactly, which called Straub's second deligation. Observe the alteration of the pulsing rate of different parts of the heart. When the atrium and the ventricle are resumed pulsing, count the pulsing times of different parts of heart in a unit time respectively.

【Notices】

1. The temperature inside the laboratory should be suitable.

2. Be careful during the operation of exposing heart, in order to avoid damage to the heart and the vein.

3. When having Straub's first deligation, the place of deligation must be accurately. You must not ligate the venous sinus.

4. Drip Ringer's solution at any time during the experiment in order to keep the exposed tissue wet.

5. When using the bottom of small centrifuge tubes to rise or drop the temperature, the contact places must be accurate, while the contact surfaces should not be too large, the contact time should not be too long.

【Questions】

1. What's the effects of heart different parts on the autorhythmicity if temperature changes?

2. After Straub's first deligation, what happens to the heart pulsing? Why?

3. After Straub's second deligation, what happens to the heart pulsing? Why?

4. How to prove that the normal pacemaker is the venous sinus in amphibians?

(Cui Wei)

Experiment 8 Measurement of arterial blood pressure in human

【Purpose】

To learn the principle and method of Korotkoff's auscultation in measurement of human arterial blood pressure. To observe the effects of posture and movement on blood pressure.

【Principle】

Artery pressure is defined as the "lateral pressure reaching above atmospheric pressure exerted by the artery blood against the vessel walls", which is one of the important indexes of hemodynamics. The most common method of measuring artery pressure is the cuff method of manometry, which means that using a cuff to press outside the artery and measuring blood pressure on the basis of changes of vascular sound, also called Korotkoff's auscultation. Generally, it is silent when blood is flowing in the vein. If press outside the artery causing vessel walls collapse, thus a sound would be produced when blood passing through creating an eddy. To measure the blood pressure, use a rubber ball with screw valve to inflate the cuff around the upper arm, pressurize until the deep brachial artery can be occluded, and then the blood flow in brachial artery will stop absolutely, no sound of brachial artery can be heard and no pulsation of radial artery can be palpated by a stethoscope. Soon afterwards, deflate slowly, reduce the cuff pressure until it was equal to or briefly below the highest pressure of artery, with some blood spurt through the compressed artery when ventricle contract, access the distal vessel and then create an eddy, then with a stethoscope we can hear the first sound appear "doom", the cuff pressure at this point is termed the systolic pressure (SP). With deflating continually, the cuff pressure keeps reducing. The sound can be heard during the whole process of blood flowing through the compressed place of brachial artery. As the cuff pressure is equal to or briefly below the diastolic pressure, the artery press will be released and the vessel will become totally open up, thus the eddy of blood could not be created, the vascular sound suddenly becomes weaken or silent, the cuff pressure at this point is termed the Diastolic Pressure (DP). Both number of SP and DP can be read through sphygmomanometers.

【Experimental subject】

Human.

【Experimental equipments】

Sphygmomanometer, stethoscope.

【Experimental procedures】

1. Understand the structure of sphygmomanometer

A common sphygmomanometer is a mercury sphygmomanometer, involving three parts: the cuff, the rubber ball, the manometer. Manometer is a glass tube with pressure mark, which is connected to atmosphere on the top, to the mercury tank at the bottom. The cuff is an elongated shape pouch wrapped by a cloth bag outside, connected to the cuff and the manometer through rubber tubes. WHO once set up a definite regulation about length and width of the cuff, which take the length of 120% rounds of upper arm as a standard, the width is 12 ~ 13 cm for adults while is 7 ~ 8 cm for children. The rubber ball has a screw valve for inflation and deflation.

2. Check the manometer part of the sphygmomanometer

Before measuring blood pressure, check the manometer part of the sphygmomanometer firstly to judge whether it is accurate or not, definitely, when the rubber bag in cuff is connected to air, the fluid level of the mercury column should be at zero. Check about that whether the width of cuff is accord with the WHO standard and whether the cuff was air leakage.

3. Measure the arterial blood pressure

(1) Firstly let the subjects sit calmly for 5 ~ 10 min.

(2) Let the subject draw off right side of sleeve, keep his forearm flat on the table, keep the elbow and heart on the same plane, palm up. Flatten the cuff, exhaust air, and then tie it on the subject's upperarm, the inferior border of the cuff should be about 3cm above the cubital crease, the degree of tightness should be suitable so that two fingers can be place under the cuff.

(3) Palpate the pulsation of brachial artery at the inner flank of the cubital fossa by a finger, then put the echometer chestpiece on the most obvious pulsing place of the brachial artery.

(4) Measure SP With the echometer chestpiece be pressed in one hand and the rubber ball in another; twist the screw of the rubber ball clockwise by thumb and fore finger to close it. And then squeeze the rubber ball repeatedly to fill air into the cuff, making the mercury column rise until brachial dance stop, pressurize continually to rise 20 ~ 30 mmHg more. And then twist the screw anticlockwise to deflate slowly with the mercury column of manometer dive gradually. Ausculatate carefully, when hearing the first feeble but clear voice, then the mark of the fluid level of mercury column at this point represent the systolic pressure.

(5) Measure DP Deflate slowly by valve continually, when the sound suddenly disappears, the mark of mercury column at this point is termed the diastolic pressure.

【Observation items】

1. Take normal arterial blood pressure (SP and DP) measurement.

2. Let the subjects to change posture from sitting to lying, and then measure arterial blood pressure.

3. Measure the subjects' blood pressure after exercise for 5 min.

【Notices】

1. A quiet room is contribute to auscultation

2. Whatever postures to be used, the measuring place and heart must be kept on the same plane. The cuff must be around at least 2 cm above the cubital crease; the chestpiece should be on the pulsing place of the brachial artery and shouldn't be placed under the cuff for measurement.

3. Generally the aortic pressure could be measured twice consecutively with an interval time of 3 ~ 5 min. Before measuring again, the number of cuff pressure must be dropped to zero.

4. The inflating time of the rubber ball should not be too long, especially when the mercury column is higher than the systolic pressure mark, the pressure should be drop through deflation as quickly as possible, in order to avoid a long time ischemia of the subject's forearm, which may cause odd feelings of tissue hypoxia or numbness.

5. If the blood pressureis out of normal range, let the subject have a rest for 10 minutes and measure again.

6. It can be a pressure difference about 5 ~ 10 mmHg (0. 7 ~ 1. 3 kPa) between left and right brachial artery, so during the measurement of blood pressure the cuff should be fixate on one of the forearms, usually measuring the right brachial artery pressure.

【Questions】

1. What does SP and DP mean? How about their normal value?

2. What are the principles of measuring artery pressure through Korotkoff's auscultation?

3. When measuring artery pressure, why does the echometer chestpiece can not be placed under the cuff?

4. Why does the measurement of blood pressure cannot be repeated in a short term?

5. Analyze the possible reasons that the variety of the arterial blood pressure after sport and body position change.

(Cui Wei)

Experiment 9 Isolated frog heart

【Purpose】

To understand the regulation functions of different ions, hormones and neurotransmitters on isolated heart, and the importance of homeostasis of internal environments to heart.

【Principle】

Action potentials of cardiac cells are due to the transmembrane movements of ions such as Na^+, K^+ and Ca^{2+}. Therefore, the concentration changes of these ions in extracellular fluid will directly affect the activities of cardiac cells. As for nervous or humoral regulations, neurotransmitters or hormones bind to their receptors on cardiac cells to enhance or weaken the cardiac activities. This lab is to study the effects of some ions, adrenaline and acetylcholine on cardiac activities *in vitro* by using isolated frog heart.

【Experimental subjects】

Toads or frogs.

【Experimental equipments】

Surgical instruments for frogs, Straub canula, frog heart clip, dropper, frog board, thread, tension transducer, RM6240 physiological polygraph system (or BL – 420 biological polygraph system).

【Reagents】

Ringer's solution, 1 : 10000 adrenalin, 1 : 10000 acetylcholine, 0. 65% NaCl, 2% $CaCl_2$, 1% KCl.

【Experimental procedures】

1. **Preparation of isolated frog heart**

(1) Dissection of heart   Destroy toad's brain and spinal cord by a probe, and place it

on its back on the frog board. Then cut the abdominal skin from sternum towards clavicle, cut the muscles and sternum to expose the thoracic cavity. Carefully remove pericardium to expose the heart.

(2) Insert the Straub canula into the heart   Put a piece of thread beneath left and right aorta and make a slipknot to fix the canula later. Make an incision towards the heart at the root of left aorta, and then insert the canula with Ringer's solution into the ventricle. If succeed, the level of Ringer's solution inside the canula would move up and down with heart beat. Then tie the canula tightly with the prepared slipknot, and flush the ventricle with fresh Ringer's solution for several times.

(3) Isolate the frog heart   Lift the canula and heart gently, snip all blood vessels connected with heart, and dissociate the heart.

2. Connection of experiment devices

(1) Fix the canula to the iron bracket, clamp the tip of frog heart with a heart clip, and connect another side of the heart clip by thread to the tension transducer. And then link the transducer to Channel 1.

(2) Turn on the computer and start the software "RM6240 physiological polygraph system".

(3) Do the following steps to begin the oscillographic operation: Click on "experiments" → circulation→isolated frog heart. Click on "tools" →coordinates scrolling→regulate the baseline to the center of the screen. Click on "experiment start".

【Observation items】

1. Record the curves of normal heart beat, and measure the amplitude of heart contraction and frequency of heart beat.

2. After the Ringer's solution in canula is all replaced by 0.65% NaCl, measure the changes of curves.

3. Flush the ventricle with fresh Ringer's solution for three times. After the recovery of curves, add 1 ~ 2 drops of 1 : 10000 adrenaline into the Ringer's solution inside the canula and measure the changes of curves.

4. Flush the ventricle with fresh Ringer's solution for three times. After the recovery of curves, add 1 ~ 2 drops of 1 : 10000 acetylcholine into the canula and measure the changes of curves.

5. Flush the ventricle with fresh Ringer's solution for three times. After the recovery of heart beat, add 1 ~ 2 drops of 2% $CaCl_2$ and measure the changes of curves.

6. Flush the ventricle with fresh Ringer's solution for three times. After the recovery of heart beat, add 1 ~ 2 drops of 1% KCl and measure the changes of curves.

【Notices】

1. Don't destroy the venous sinus during preparation of isolated heart.

2. Keep the level of Ringer's solution inside the canula stable, in order to avoid the

effects of preload to heart activities.

3. Moisten the isolated heart with Ringer's solution frequently.

4. Add more drugs if the effects are not distinct but flush the ventricle immediately when it's obvious lest it does the harm to the cardiac cells. Do next item until the heart beat recovers.

5. Don't mix up the droppers with different drugs.

【Questions】

1. How do you tell that the canula is successfully inside the ventricle?

2. How do you measure the standard curves of frog heart beat?

3. How do the curves of heart beat change after 0.65% NaCl? What mechanisms?

4. How do the curves of heart beat change after adrenaline? What mechanisms?

5. How do the curves of heart beat change after acetylcholine? What mechanisms?

6. How do the curves of heart beat change after 2% $CaCl_2$? What mechanisms?

7. How do the curves of heart beat change after 1% KCl? What mechanisms?

(Liu Yudan)

Experiment 10 Nervous and humoral regulation of cardiovascular activities

【Purpose】

To learn the direct measurement of arterial blood pressure; to study the effects of some neurotransmitters and hormones to cardiovascular activities in *in vivo* state.

【Principle】

Cardiovascular activities are regulated by nervous, humoral and autoregulation. In nervous regulation, the carotid sinus – aortic arch baroreceptor reflex is very important. The afferent nerve of this reflex is the aortic nerve and the sinus nerve. The aorta nerve in rabbit is an independent nerve named aortic depressor nerve and is apt to be separated and observed. The most important factors of humoral regulation are adrenaline and noradrenaline.

【Experimental subjects】

Rabbits.

【Experimental equipments】

Surgical instruments for rabbits, operating table, artery cannula, pressure transducer, artery clamp, syringe, thread, RM6240 physiological polygraph system (or BL – 420 biological polygraph system).

【Reagents】

25% urethane, 0.5% heparin, 1 : 10000 adrenaline, 1 : 10000 noradrenaline.

【Experimental procedures】

1. Operation

(1) Anesthesia and fixation   Weigh a rabbit, and inject 25% urethane (4.0 ml/kg) into the vein at the edge of ear slowly. Pay attention to the muscle tension, corneal reflex and pain response to determine the anesthesia extent. Fix the rabbit on its back on the operating table. The ventral cervical area is shaved.

(2) Cervical surgery   A 3 ~ 4 cm skin incision is made from thyroid cartilage down the midline of its neck. And the neck muscles are exposed.

(3) Find the carotid sheath   The carotid sheath is found between the sternocleidomastoid muscle and sternohyoidmuscle by blunt dissection.

(4) Isolation of common carotid arteries and vagus nerves   The structures contained inside the carotid sheath are common carotid artery, vagus nerve (thickest), sympathetic nerve and depressor nerve (thinnest). The common carotid arteries and vagus nerves bilaterally are carefully isolated with glass dissecting needle. Supporting the carotid artery using forceps, two pieces of thread each are passed beneath the carotid artery. Similarly, one piece of thread each is passed beneath the vagus nerve.

(5) Carotid artery cannulation   In reference to the heart, the more distal thread beneath the carotid artery at one side is tied tightly to occlude blood flowing from the head region. The proximal thread is tied loosely around the carotid artery. An arterial clamp is placed on the artery at the proximal side to stop blood flowing from the heart. A "V" shape cut is made using microscissors into the carotid artery between the two ligatures. A cannula filled with heparin solution is inserted into the carotid artery. The proximal ligature is tightened to prevent dislodgement. The arterial clamp is removed and the cannula is threaded further into the artery to a pre – determined distance. The proximal ligature is tightened further around the artery and cannula. The ends of the distal ligature are tied between the cuffs on the cannula for additional anchorage.

2. Connection of experiment devices

(1) Connect pressure transducer to Channel 1.

(2) Turn on the computer and start "RM6240 physiological polygraph system".

(3) Do the following steps to begin the oscillographic operation: Click on "experiments" →circulation→ the regulation of arterial blood pressure in rabbit. Click on "tools" →coordinates scrolling→regulate the baseline to the bottom of the screen. Click on "experiment start".

【Observation items】

After equipments are properly prepared and the operation is finished, loose the artery clip slowly, see a littler blood rush to the artery cannula from the common carotid artery. If blood doesn't leak, then observe and record blood pressure.

1. Record the curves of normal blood pressure

Distinguish the first level wave (heart beat wave), the second level wave (respiratory wave) and the third level wave. The first level waves are fluctuations of the blood pressure caused by constriction and relaxation of the heart. The second level waves are fluctuations of the blood pressure caused by the dilatation and shrink of the lung in respiratory. The third level waves may be related to periodic change in cardiovascular center.

2. Common carotid artery occlusion

Lift another common carotid artery and clamp it with arterial clamp, then record the curves. After about 15 sec, release the arterial clamp and record the trace until blood pressure recovers.

3. Injection ofnoradrenalin

Inject 1 : 10000 noradrenalin 0. 3 ml into ear vein, and measure the changes of blood pressure.

4. Injection of adrenalin

Inject 1 : 10000 adrenalin 0. 3 ml into ear vein, and measure the changes of blood pressure.

5. Cut one vagus nerve

Lift the thread beneath one vagus nerve, and cut the vagus nerve to measure the changes of blood pressure.

6. Cut another vagus nerve

Lift the thread beneath another vagus nerve, and cut the vagus nerve to measure the changes of blood pressure.

【Notices】

1. Anesthesia speed should be slow and extent should be appropriate.

2. Isolation of nerves should be soft and don't stretch the nerves too much.

3. Start next item until the blood pressure recovers.

4. Remove the artery cannula until the proximal part of carotid artery is tied tightly.

【Questions】

1. What happens after common carotid artery occlusion? Why?

2. What are the mechanisms of blood pressure changes after injection of adrenalin or noradrenalin?

3. What happens after cutting one vagus nerve? And what happens after cutting another vagus nerve? And give the reasons.

(Liu Yudan)

Experiment 11 Observation of frog's mesenteric microcirculation

【Purpose】

To observe the frog's mesenteric microcirculation blood flow in the vessels and the running state by using a microscope or image analysis system, and to understand the effect of some chemicals on the microcirculatory vascular activation.

【Principle】

Microcirculation is distributed in each tissue organ, its main physiological function is to have material exchange between blood and tissue fluid. Mesenteric microcirculation is presented at a tree shape, blood flow from the micro artery after arteriole, pre – capillary sphincter, into true capillaries, and then flows intovenule. True capillary blood flow is mainly regulated by local metabolites and is also affected by other nervous – humoral factors. The mesentery of frog is thin and easy to light, which make observation easier for the microcirculatory vasomotor activity and the state of blood flow by using the microscope and image analysis system.

【Experimental subjects】

Toads or frogs.

【Experimental equipments】

Microscopy or image analysis system, surgical instruments for frogs, the porous frog plate, pin, cotton balls, syringe, glass bell jar or beaker.

【Reagents】

25% urethane, Ringer's solution, 1 : 10000 noradrenalin, 1 : 10000 histamine.

【Experimental procedures】

1. A frog or toad is given with 25% urethane at the dosage of 2 mg/g by subcutaneous lymph sac injection. After microinjection, frog is put into the bell jar or a beaker cover. And frogs would come into anesthesia after about 10 ~ 15 minutes.

2. The frog is fixed in the porous frog plate with ventral or dorsal position. We cut a longitudinal incision from the lower abdomen side and gently pull out a small intestine mesentery, expand and fix it on the porous frog plate by a plurality of pins. The required amount of Ringer's solution, but not too much, should be often added into intestine mesentery in order to keep it wet during experiment.

【Observation items】

1. Observation of normal mesenteric microcirculation. Arterioles, venules and capillariesare identified through different diameter or thickness of the wall or the direction of blood flow or blood flow velocity and blood color at low magnification microscope. The wall of small vessels is thin; capillary is composed of one layer of cells. The blood of arteries flows fast with wave shape from the main flow branches into small branches. Small intravenous blood flows slowly and continuously from small branches into the main branch; capillary is transparent and near colorless, the blood flow is slow and the diameter is so small that only red blood cells are allowed to passage in a rank.

2. The changes in vascular diameter and blood flow velocityare observed after noradrenaline (1 : 10000) is dropped into mesentery using syringe. It is usually observed that vascular bed grows narrowly, the velocity of blood flow slowes down and the number of capillary is fewer. Then it is washed with Ringer's solution. The changes in vascular diameter and blood

flow velocity are observed after histamine (1 : 10000) is dripped into mesentery using syringe as the same method.

【Notices】

1. Force could not be too big when mesentery is expanded. Fixation of intestinal loop can not be stretched too tight, so as not to break the mesenteric or block blood flow.

2. The required amount of Ringer's solution, but not too much, should be often dripped into intestine mesentery in order to avoid mesentery dry during experiment.

【Questions】

1. How to distinguish arterioles, venules and capillaries when the microcirculation is observed?

2. Which partsis microcirculation composed of?

3. What are the effects of dripping noradrenaline on the mesenteric vascular diameter and blood flow velocity impact? Why?

4. What are the effects ofdripping histamine on the vascular diameter and the blood flow velocity of microcirculation? What mechanisms?

(Gu Yanting)

Experiment 12 Regulation of respiratory movement in rabbits

【Purpose】

To observe the effects of some factors on respiratory movement (frequency, rhythm and amplitude) in rabbits, and analyze mechanisms.

【Principle】

Respiratory movement is rhythmical and can meet the need of body metabolism, which could be regulated by respiratory center. This neural activity is triggered by respiratory muscle, especially diaphragm induced by phrenic and intercostal nerve when central or peripheral chemo – receptors are excited by various stimulators *in vitro* or *in vivo*.

【Experimental subjects】

Rabbits.

【Experimental equipments】

Surgical instruments for rabbits, operating table, tracheal cannula, pressure transducer, RM6240 physiological polygraph system (or BL – 420 biological polygraph system).

【Reagents】

Normal saline, 25% urethane, CO_2.

【Experimental procedures】

1. Operation

(1) Anesthesia and fixation Weigh a rabbit, and inject 25% urethane (4.0 ml/kg) in-

to the vein at the edge of ear. Pay attention to the muscle tension, corneal reflex and pain response to determine the anesthesia extent. Fix the rabbit on its back on the operating table. The ventral cervical area is shaved.

(2) Cervical surgery   A 3 ~ 4 cm skin incision is made from thyroid cartilage down the midline of its neck. And the neck muscles are exposed.

(3) Tracheal cannulation   The trachea is detached from nearby constitutions and thread is placed under the trachea. The bilateral vagus nerves are separated and then silk thread is put under each nerve. An inverted "T" shaped incision is made on the trachea 2 cm far from the cricoid cartilage. After the blood and secretion within the trachea were cleaned out, the trachea cannula is inserted into the airway and fixed with the thread.

2. Connection of experiment devices

(1) Connect pressure transducer to Channel 1.

(2) Turn on the computer and start "RM6240 physiological polygraph system".

(3) Do the following steps to begin the oscillographic operation: Click on "experiments" →respiratory→regulation of respiratory movement→pressure method. Click on "experiment start".

【Observation items】

1. Record a normal respiratory curve as control.

2. Effect of hypoxia on respiratory movement. The change of respiration movement is observed after hypoxia induced by clipping one side of the trachea cannula for 10 seconds.

3. Effect of high CO_2 on respiratory movement. The change of respiration movement is observed after the increase the concentration of CO_2 when a ball filled with CO_2 is joined with one side of trachea cannula.

4. Effect of anatomical dead space enlargement on respiratory movement. One side of the trachea cannulais connected with a rubber tube to increase the anatomical dead space of pulmonary ventilation. Observe and record the changes of respiratory movement.

5. Effect of stimulating vagus nerve on respiratory movement. The changes of respiratory movementare observed after the unilateral or bilateral vagus nerve is cut off.

【Notices】

1. Anaesthetic quantity has individual difference, the dosage of narcotic anesthesiais determined according to the concrete indicators.

2. Pay attention to avoid the hemorrhage caused by vascular damage, when subcutaneous tissue and the vagus nerveare separated bluntly.

3. Carbon dioxide balloon nozzle should be1 cm far from the rabbit tracheal side nozzle in order to guarantee that CO_2 can not be directly inhaled.

4. The next item could not go on until the curve of respiratory movement recovers.

【Questions】

1. What is the mechanism of enhancing respiratory movement induced by hypoxia and in-

creasing CO_2 concentration during inspiration?

2. What is the effect of anatomical dead space enlargement on respiratory movement? Why?

3. What is the effect of vagotomy on respiration movement? Why?

(Gu Yanting)

Experiment 13 Physiological characteristics of the isolated small intestine smooth muscle

【Purpose】

To study the experimental method of mammalian organs *in vitro*; and to observe the physiological characteristics of mammalian small intestine smooth muscle.

【Principle】

Mammalian gut smooth muscle has physiological characteristics such as contractibility, slow and irregular autorhythmicity, extension and susceptibility tochemical, temperature and mechanical stretch.

【Experimental subjects】

Rabbits.

【Experimental equipments】

Constant temperature water bath, Magnus' bath, infusion set, W – shaped exhaust pipe, oxygen tank, culture dish, syringe, tension transducer, needle, thread, RM6240 physiological polygraph system (or BL – 420 biological polygraph system).

【Reagents】

Tyrode's solution, 1 : 10000 adrenaline, 1 : 10000 acetylcholine.

【Experimental procedures】

1. Preparation of isolated intestinal smooth muscle specimens

(1) Emplace experimental device. Heat the water from constant temperature to 28℃, put W – shaped exhaust pipe into Magnus' bath, modify the valve on the oxygen tank to keep the ventilation rate at 30 ~ 40 bubble per minute.

(2) Beat the head with a mallet to make rabbit coma, and then open its abdominal cavity. First, find stomach at left upper quadrant, pylorus and duodenum, take out 2 ~ 3 cm intestinal segment close to the duodenum. Put the intestinal segment in culture dish with Tyrode's solution. Wash out the content of the segment with Tyrode's solution. Threading and ligation at both end, one end is hung on the hook of W – shaped exhaust pipe. Put the W – shaped exhaust pipe and intestinal segment into the Magnus' bath, and connect the specimen to tension transducer with the line at the other end. Modulate the position of transducer to fasten the line in order to get proper preload which is confirmed by height of baseline.

2. Connection of experimental devices

（1）Connect the tension transducer to channel 1.

（2）Turn on the computer and start "RM6240 physiological polygraph system".

（3）Do the following steps to begin the oscillographic operation: Click on "channel 1" → bioelectricity→tension. Click on "tools: →quick zero→click on the icon "quick zero".

（4）Click on "start record" to begin the experiment when the graph on the screen is stable.

【Observation items】

1. Record the movement of intestinal segment in Tyrode's solution at 28℃.

2. Influence of temperature

Record the movement of the intestinal segment when temperature increases from 28℃ to 38℃, record the movement per 2℃.

3. Influence of adrenaline

When the temperature is stable at 38℃, 1 : 10000 adrenaline is taken with a syringe and dropped into Tyrode's solution in the Magnus' bath, and then observes the movement of intestinal segment. Change Tyrode's solution after the effect appears, flush the intestinal segment with Tyrode's solution for 3 ~4 times.

4. Influence of acetylcholine

1 : 10000 acetylcholine is taken with a syringe and dropped into Tyrode's solution in the Magnus' bath when the movement is back to normal. Record the change of contraction curve.

【Notices】

1. Prepare the Tyrode's solution (38℃) before adding reagent each time.

2. Tyrode's solution in the Magnus' bath should be above the intestinal segment. Keep the temperature at 38℃ when investigate the effect of drug to avoid the influence of the temperature on contractive function and the response of the intestinal segment to reagent.

3. Indicated volume of reagent is a reference; increase the volume if the effect is not obvious. Don't add too much because it will induce irreversible reaction.

4. We should have to change Tyrode's solution immediately after each experimental item. Do next item after the movement of the intestinal segment is back to normal.

【Questions】

1. What are the basic perfusion conditions for keeping good condition of mammalian organs *in vitro* in perfusion solution?

2. What's the change of the movement of the intestinal segment when the temperature of Tyrode's solution is changed? Why?

3. What's the change of the movement of the intestinal segment after adding Adrenaline? Why?

4. What's the change of the movement of the intestinal segment after adding acetylcholine? Why?

(Chen Xia)

Experiment 14 Analysis of reflex arc

【Purpose】

To observe and analyze the composition of reflex arc, and to investigate the relationship between integrity of reflex arc and reflex action.

【Principle】

Reflex refers to an action that is carried out as a result to a stimulus under the participation of the central nervous system. The structural foundation of reflex is reflex arc. It isa necessary condition for reflex action to keep structural and functional integrity of reflex arc. A reflex action can not be fulfilled when any part of the reflex arc is destroyed.

【Experimental subjects】

Toads or frogs.

【Experimental equipments】

Surgical instruments for frogs, iron bracket, muscle clamp, beaker.

【Reagent】

0.5% sulfuric acid.

【Experimental procedures】

1. Preparation of spinal frog specimen

While one of ordinary scissors blade insert frog mouth, cut frog head along the rear edge of the tympanic membrane connections. The frog becomes the spinal animal, and cover spine section with cotton balls. If appropriate incision, the spinal cord section is circular rather than oval. After the decollation, this frog will be in a "spinal shock" that does not show any response to stimuli, gradually recovered after 10 ~ 20 minutes. The hind quarter will retract if you straighten it after the frog recovers.

2. Connection of experimental devices

Clamp the jaw with muscle clamp and hang the frog on theiron bracket. Start the experiment after a while.

【Observation items】

1. Role of sensory receptor

Flexion reflex occurs when a piece of filter with 0.5% sulfuric acid is put on one dorsum of foot. Wash the dorsum with water and make an annular incision on skin of ankle and foot. The skin of ankle and foot is teared off completely (skin of toe should be teared off clearly). Put a piece of filter with 0.5% sulfuric acid on the naked dorsum after the frog comes down; observe if flexion reflex still occurs.

2. Transduction of peripheral nerves

Flexion reflex still occurs when a piece of filter with 0.5% sulfuric acid is put on the skin covered foot dorsum. Make a 1 cm long longitudinal incision on the skin at the back and inside of thigh, find the sciatic nerve between biceps femoris muscle and semimembranosus and cut it, and then stimulate foot dorsum with 0.5% sulfuric-treated filter, observe if flexion reflex still occurs.

3. Reflection function of nervous center

Flexion reflex still occurs when a piece of filter with 0.5% sulfuric acid is put on the skin of the hip in frog with an integrated nervous system. Destroy spinal cord with a probe into spinal canal, and then stimulate the skin at different parts of the body, observe if flexion reflex still occurs.

【Notices】

1. Cutting place should be proper to cut spinal cord without spinal injury.
2. Wash the sulfuric acid-treated filter in time between two experiments.

【Questions】

1. What is the spinal cord animal?
2. What kind of results will you get in these experiments? Why?
3. What is the composition of the reflex arc of the flexion reflex by experiment?

(Chen Xia)

Experiment 15 The characteristics of the reflex center activities

【Purpose】

To observe the spinal reflex, and to study the essential characteristic of the spinal reflex.

【Principle】

Different parts of central nervous system have different effects of the collective coordination activities. The more advanced parts embody the more complex reflex function. The spinal cord is in the lowest part of the central nervous system, andits function is simple. After the decapitation, various tissues and organs of amphibians can maintain normal basic function, and all kinds of reflex activity are simple spinal reflexes. It is convenient for observation and analysis of some characteristics of reflex.

【Experimental subjects】

Toads or frogs.

【Experimental equipments】

Surgical instruments for frogs, frog board, muscle clamp, stimulator, stimulating electrode, stopwatch, culture dish, iron bracket, beaker.

【Reagent】

0.5% sulfuric acid.

【Experimental procedures】

1. Preparation of spinal frog specimen

While one of ordinary scissors blade insert frog mouth, cut frog head along the rear edge of the tympanic membrane connections. The frog becomes the spinal animal, and cover spine section with cotton balls. If appropriate incision, the spinal cord section is circular rather than oval. After the decollation, this frog will be in a "spinal shock" that does not show any response to stimuli, gradually recovered after 10 ~ 20 minutes. The hind quarter will retract if you straighten it after the frog recovers.

2. Connection of experimental devices

Clamp the jaw with muscle clamp and hang the frog on theiron bracket. Start the experiment after a while.

【Observation items】

1. Scratch reflex

Use a small piece of filter paper coated with 0.5% sulfuric acid, stick on the skin under the frog abdominal segment, visible limbs to scratch steak here until filter paper is got rid of.

2. Reflex time measurement

Use the filter paper coated with 0.5% sulfuric acid solution to stimulate the foot dorsal skin of frog either hind limb. Knees reflection as an indicator to record from stimulus to knees is the time that it takes. Then quickly erase residues from the frog toe skin, and wipe the water stains on the toes with gauze. The experiment is repeated 3 times, and after each time rest 3 min, the average of 3 times is the reflex time.

3. Central inhibition

Ditto method to measure the one side of lower limbs reflection, then using hemostatic forceps or fingers pinching force the contralateral leg knee joint as the mechanical simulation (sustained pinch). Repeat the measurement on the original side after frog becomes quiet; observe the presence of time extension.

4. Summation

(1) Spatial Summation   After two stimulating electrodes all receive a stimulator, respectively contact with two part of skin close to each other. The skin is the part of the same frog hind limbs. And find the single subthreshold intensity that close to the threshold. If the single subthreshold stimulus could not cause reaction respectively, and then with the same subthreshold intensity to stimulate this two places of the skin at the same time, observe the presence of reaction.

(2) Temporal Summation   Using only one electrode to stimulate the skin by above - mentioned subthreshold stimulus repeatedly, observe the presence of reaction.

5. After discharge

Stimulate the skin of frog hind limbs with appropriate intensity of electrical stimulus repeatedly; stop this stimulus until flexor reflex appeared. Observe that if the reflex activity could be ongoing.

6. Diffusion

Repeatedly stimulate the frog hind limbs with a weak electrical stimulus, observe how its response site. Gradually increasing stimulus intensity, observe the presence of increased response sites under a strong stimulus.

【Notices】

1. When using sulfuric acid, prevent the spatter to the skin, clothing, and laboratory bench.

2. Shearing head position should be accurate. If the position is too high, parts of the brain will be residues. Independent activities may appear. If the position is too low, the spinal cord will be injured, the reflection of upper limbs will disappear.

3. The part of skin closed to electrode should have certain humidity, in order to avoid that the skin is too dry to cause resistance increases. It may lead to the decrease of the current intensity, and the stimulating effect will be impacted.

4. When two parts of skin be stimulated at the same time, space between should be less than 0.5 cm.

5. When repeatedly stimulating, interval time couldn't more than 15 ms.

【Questions】

1. What is spinal shock? How dose spinal shock happen? What are the manifestations of spinal shock?

2. What is scratch reflex? What is reflex time?

3. How to produce the summation, after discharge, diffusion of spinal reflex?

(Wang Jiahong)

Experiment 16 The regulation of cerebellum to somatic movements

【Purpose】

To understand the regulation of cerebellum to somatic movements, and to observe the changes of muscle tension, body balance and other physical activities after damage on one side of mouse cerebellum.

【Principle】

The cerebellum is one of the important main centers of regulating body movement function. It can maintain posture, regulate muscle tension, coordinate voluntary movement, and other important functions. Cerebellum has extensive contact with motor area of cerebral cortex, reticular formation of brain stem, vestibular apparatus and spinal cord. The vestibular cerebellum is associated with body posture balance, spinal cerebellum is associated with the regulation of muscle tension, and the cerebellar cortex is associated with the formation and preparation of exercise program. If cerebellum is damaged, the body could appear voluntary movement disorders, the reduce of muscle tension, disequilibrium, ataxia and so on.

【Experimental subjects】

Mice.

【Experimental equipments】

Direct surgical scissors, tweezers, pins, absorbent cotton, beaker or jar (200 ml).

【Reagent】

Ether.

【Experimental procedures】

1. Anesthesia

The beaker built – in a cotton ball, infunde a suitable amount of ether, then put the mouse into the beaker, doing light inhalation anesthesia for about 1 ~ 2 min (covering the glass cover to avoid ether volatilization). When mouse breathes deeply, slowly and have no random events, then take the mouse out of the beaker.

2. Operation

Hole on both sides of the mouse head by left thumb and index finger, cut the skin of head along the midline, then do the blunt separation of subcutaneous tissue and muscle layer, and skull will be exposed. Identify the skull bone seam carefully (coronal suture, sagittal suture, lambdoidal suture). Pierce skull bone 3 mm with a pin by right hand. The pierce place is under the lambdoidal suture 1 mm, 2mm from one side of midline. Then swing the pinpoint before and after to destroy one side of the cerebellum. Pull out the pin, and place a cotton ball on the wound to stop the bleeding.

【Observation items】

1. Observe the activities of normal mouse.

2. After the mouse is awake, observe the balance changes of posture and the muscle tone change of limbs. Observe whether the mouse rotates or overturns to one side.

【Notices】

1. Anesthesia should be moderate, the time that inhaling ether should not be too long, for fear that mouse dies.

2. The place of piercing the pin should be moderate, too deep will injure the bulbar.

3. If cerebellar damage is not complete, there will be no changes of activity after the mouse is awake. You need destroy the cerebellum once again.

【Questions】

1. Try to discuss that the regulation of cerebellum to somatic movements.

2. After destroyed one side of the cerebellum, what will happen about somatic movement? Why?

3. Can you estimate which part of cerebellum has been damaged via observing the body movement disorders?

(Wang Jiahong)

Experiment 17 Effect of adrenal gland on

water – electrolyte metabolism in rats

【Purpose】

To investigate the effect of adrenal gland on water – electrolyte metabolism, and to learn the method of adrenalectomized operation and detection of sodium with atomic absorption spectrophotometer.

【Principle】

The major hormones secreted from adrenal are known for their important control on life and normal metabolism. Aldosterone promotes the retention of sodium and the excretion of potassium. Moreover, corticosteroid also could increase water discharge. The adrenalectomized animals appeared loss of sodium and low – ability of water discharge. According to the above point, the effect of adrenal on water – electrolyte metabolism is investigated.

【Experimental subjects】

Rats.

【Experimental equipments】

Metabolic cage, atomic absorption spectrophotometer, surgical instruments for rats, injector.

【Reagents】

Normal saline, sodium chloride standard solution, pentobarbital.

【Experimental procedures】

1. Adrenalectomized operation

Sixteen rats are divided into two groups (8 per group): one group animals are operated to cut adrenal gland, and the others are control group. The anesthetic rats are fixed on the operating table. Dissect the skin beside medium line 1 to 2 cm from the front to rear. Look for the adrenal gland ahead of kidney, ligate and excise it. Sew up the muscle and skin one by one.

2. The detection of water metabolism

Feed the adrenalectomized rats with normal saline for five days before experiment. Then change saline to water and fast the rats for 18 h. Rats are oral administrated with distilled water (5 ml/100 g) and evacuated urine. Put rats into metabolic cage (only one per cage), collect the urine and detect the volume every 30 min lasting for 3 h. To evaluate the effect of adrenalin on water metabolism according to the volume percentage of water load.

3. The detection of electrolyte metabolism

Feed the adrenalectomized rats with normal saline for two days before experiment. Then change saline to water and feed rats with salt – free forage. The saline is intraperitoneal injected to rats until the end of experiment (5 ml, once daily). The experiment begins at the fourth day after the operation. Rats are oral administrated with distilled water (5 ml/100 g) and evacuated urine. Put rats into metabolic cage (only one per cage), collect the urine and detect the volume at 5 h. Evaluate the effect of adrenalin on electrolyte metabolism by the content of sodium detected by atomic absorption spectrophotometer.

【Observation items】

1. Observe the effects of adrenal gland on water load in rats.

2. Observe the effects of adrenal gland on sodium metabolism in rats.

【Notices】

1. The animals should not be anesthetized too much.

2. The operation should be done under the sterile environment, and inject antibiotics to animals after operation. Pay attention to the breeding environment.

3. Feed the animals with normal saline after operation to keep metabolism balance.

【Questions】

1. What is the effect of adrenalin on water – electrolyte metabolism?

2. How to identify which hormone to regulate the water – electrolyte metabolism?

(Zang Linghe)

Experiment 18 Regulation effect of insulin on blood glucose in mice

【Purpose】

To detect the content of blood glucose by glucose oxidase method and investigate the effect of insulin on blood glucose.

【Principle】

Glucose oxidase is aerobic dehydrogenase, it can catalyze glucose to glucanic acid and hydrogen peroxide. Hydrogen peroxide releases oxygen activated by peroxidase, and makes 4 – aminoantipyrine and phenols oxidation condensation, the product that is quinone imine dye appears red. The absorbance could be detected at 505 nm.

【Experimental subjects】

Mice.

【Experimental equipments】

Injector, capillary, thermostat – controlled water – bath, centrifugal machine, visible spectrophotometer.

【Reagents】

Normal saline, blood glucose assay kit.

【Experimental procedures】

1. Preparation of reagents

(1) 0.2 M phosphate buffer (pH 7.0)   Mix the 0.2 M Na_2HPO_4 61 ml and 0.2 M

KH_2PO_4 39 ml.

(2) Enzyme reagent　Glucose oxidase 1200 U, peroxidase 0.6 mg, 4 – Aminoantipyrine 10 mg, sodium azide 100 mg, add phosphate buffer 80 ml, regulate pH to 7.0 ± 0.1, and then add phosphate buffer to 100 ml. The solution will be stable under 4℃ for two months.

(3) Phenol reagent　Add 100 mg phenol to 100 ml distilled water.

(4) Enzyme phenol mixed reagent　Mix equal enzyme reagent and phenol reagent.

(5) The glucose standard solution　Put D – glucose into dryer lasting for 4 h under 80℃, wait for its cooling, and put it into vacuum dryer until constant weight. Dissolve the above powder (1.802 g) in benzoic acid (12 mmol/L) solution, and make volume to 100 ml to prepare glucose storage solution. Put 5 ml glucose storage solution into volumetric flask, make volume to 100 ml with benzoic acid solution (12 mmol/L). This solution is glucose standard solution (5 mmol/L).

(6) Benzoic acid solution (12 mmol/L)　Dissolve the 1.5 g benzoic acid in 100 ml distilled water.

2. Insulin injection and blood collection

Twenty mice are divided into two groups (10 per group): one group animals are injected with normal saline (5 ml/kg), and the othes are injected with insulin (20 U/kg). After 30 min, take blood from orbital vein, put the blood into water bath keeping 37 ℃ for 20 min, then serum will be collected by centrifugal separation (3000 r/min). Detect the content of glucose in serum.

3. Detection of glucose

Operate the steps following by table 3 – 2.

Table 3 – 2 The method of detecting the glucose

	Test tube	Standard tube	Control tube
Serum	20 μl	–	–
Glucose standard solution	–	20 μl	–
Enzyme phenol solution	3 ml	3 ml	3 ml

Mix the solution and keep it in 37℃ water bath for 15 min, and then detect the absorbance at 505 nm, reset zero using control tube.

$$\text{Glucose content (mmol/L)} = \frac{A_{\text{Test tube}}}{A_{\text{Standard tube}}} \times 5$$

【Observation items】

1. Detect the glucose content in mice treated by normal saline.

2. Detect the glucose content in mice treated by insulin.

3. Compare the difference of blood glucose between insulin group and control group.

【Notices】

1. Animal should be fasted before the experiment.

2. Prevent the blood from drastic jolting to avoid hemolysis.

【Questions】

1. How dose insulin regulate the blood glucose?

2. Which factors could affect the experiment results?

(Zang Linghe)

Section 2 Physiological comprehensive experiments

Experiment 1 The simultaneous recording of nerve trunk action potential, many (group) myocytes action potential and muscle contraction

【Purpose】

To learn the experimental methods of multi – parameter, multi – signal recording from specimens *in vitro*; and to observe the basic physiological processes such as the excitement generating, transmission, skeletal muscle excitation – contraction coupling and muscle contraction in the neuromuscular junction to understand the relationship between them.

【Principle】

The motor nerve transmits excitability to the skeletal muscle to induce skeletal muscle contraction, which is the most common type of physiological phenomenon mainly including three basic physiological processes: Firstly, the motor nerve fibers generate excitement after receiving the threshold stimulus, excitement conducts along the nerve fiber following the local current and saltatory conduction mechanism to reach the neuromuscular junctions; Then, excitement transmitted to the myocytes by the neurotransmitters and receptors in the neuromuscular junctions; Finally, after excitation – contraction coupling, excitement causes muscle contraction. In this experiment, stimulus *in vitro* is applied to the sciatic nerve – gastrocnemius muscle samples to observe the relationships of skeletal muscle electricity changes of excitement and muscle contraction in the above different physiological processes.

【Experimental subjects】

Toads or frogs.

【Experimental equipments】

Surgical instruments for frogs, frog plate, iron bracket, tension transducer, gastrocnemius fixed shielding box, needle – shaped guiding electrode, RM6240 physiological polygraph system (or BL – 420 biological polygraph system).

【Reagents】

Ringer's solution, 20% procaine.

【Experimental procedures】

1. Preparation and fixing of the sciatic nerve – gastrocnemius specimen

(1) The specimens production is the same as that of "Characteristics of muscle contraction", then immerse the prepared specimen into culture dish containing Ringer's solution for reserve.

(2) Put the femur stump of prepared sciatic nerve – gastrocnemius muscle specimen into fixing hole, tighten the screws.

(3) Place the sciatic nerve on stimulation and recording electrodes, maintaining good contact between the nerve and electrode.

(4) Fixing gastrocnemius tendon ligature to the force chip of tension transducer, insert the needle – shaped guiding electrodes into the gastrocnemius.

2. Connection of experimental devices

(1) Link the tension transducer to channel 1.

(2) Connect the gastrocnemius guiding electrode to channel 2.

(3) Connect the action potential guiding electrode for nerve trunk to channel 3.

(4) Turn on the computer and start "RM6240 physiological polygraph system".

(5) Do the following steps to begin the oscillographic operation: Click on "experiment" → "nerve sarcolemma action potential and muscle contraction". Click on "tools" →coordinates scrolling→regulate the baseline to the center of the screen→start recording.

【Observation items】

1. The simultaneous recording of nerve trunk action potential, myocytes action potential and muscle contraction.

(1) Select a single stimulus, 0.1ms pulse width, the stimulus intensity gradually increases from 0.1V. Take the nerve trunk action potential as a standard to measure threshold stimulus.

(2) Give stimulus intensity on the threshold and recording each curve.

(3) Increase stimulus intensity on the threshold, observe the changes of various curves and find the maximum stimulus intensity.

2. Select the maximum stimulus intensity, and then change the stimulation frequency.

(1) Observe the single muscle contraction, incomplete and complete tonic contraction and record the relevant stimulation frequency.

(2) Observe the relationship between the nerve trunk action potential waveform, myocytes action potential waveform and the muscle contraction curve under different exciting frequency.

(3) Measuring the time difference from nerve trunk action potential starting point and myocytes action potential starting point to muscle contraction starting point at the exciting frequency of 2 Hz.

【Notices】

1. Make the specimens moist during experiment, maintain its excitability.

2. Control various factors effectively to prevent interference.

【Questions】

1. What are the basic conditions of electrical stimulation needed to make the nerve fibers excited?

2. How does the nerve trunk action potential change when the muscle tetanic contraction occurs? Why?

3. Analyze these experienced events during the physiological process that from nerve fibers received stimulation inducing action potential to muscle contraction.

(Zhang Zhou)

Experiment 2 The simultaneous recording of myocardium group cells action potential, ECG and contraction

【Purpose】

To learn the electrophysiology experiment technology of organs *in vivo* and multi – parameter electrophysiology experiment recording methods; to record the ventricular myocytes action potential directly, and observe the relationship between ventricular myocytes action potential, the body surface ECG and myocardial contraction.

【Principle】

The action potential of myocardial cells is a sign of myocardial cells excitation, and it is a rapid and reversible inversion and recover of both sides of membrane potential that happened at the resting potential based on myocardial cell membrane. The action potential of myocardial cells not only has the long time course, but also can be divided into multiple phases; its formation is related to the transportation across the membrane of some ions, such as sodium, potassium and calcium. On the ECG axis, body surface ECG recorded the projection which is from the voltage instantaneous integrated vector produced by electrical activity in myocardial cells during the cardiac cycle. Record the body surface ECG and myocardial contraction tension, at the same time, recording the action potential of ventricular myocytes *in vivo* by using floating glass microelectrodes technique, then the relationship between ventricular myocytes action potential, ECG and myocardium mechanical contraction can be indicated intuitively.

【Experimental subjects】

Toads or frogs.

【Experimental equipments】

Frogs surgical instruments, microelectrode amplifier, electrical shielding workbench, iron bracket, microelectrode manipulator, a 0.05 ~ 0.1 mm silver spring, electrode filling bottles, tension transducer, RM6240 physiological polygraph system (or BL – 420 biological polygraph system).

【Reagents】

Ringer's solution, 3 mol/L KCl.

【Experiment procedures】

1. The drawing and filling of glass microelectrode

Place the 1.3 ~ 1.5 mm in diameter glass tube blank that with core onto a microelectrode puller, and drawn into a microelectrode with tip diameter less than 0.5 μm, neck length about 1.2 cm. The microelectrode is placed into 3 mol/L KCl solution for automatic filling, made into a microelectrode with 10 ~ 20 MΩ resistance, tip no bubbles and no crystallization. Leave 15 ~ 20 mm at the end of silver spring fixed on the manipulator, coated with silver chloride, and the head welded to the lower end of the copper bar. The other end of the fine copper and the input of the microelectrode amplifier probe are connected by thin.

2. Preparation of specimens

(1) Destroy the frog brain and spinal cord, fix the back to the frog board.

(2) Cut the skin and muscle from the medioventral part to the both sides of the shoulder, scissor the lateral clavicle and cut off the soft tissue and collarbone through transverse from jaw and neck.

(3) Scissor pericardium, exposed the heart fully, and then covered with cotton balls absorbed enough Ringer's solution to prevent the surface of heart being dry.

3. Connection of experiment devices

(1) Connect the microelectrode wire to the channel 1.

(2) Insert the full – lead ECG cable plug into channel 2.

(3) Link the tension transducer wires with the channel 3.

(4) Turn on the computer and start "RM6240 physiological polygraph system".

(5) Do the following steps to begin the oscillographic operation: Click on "experiment" → "circulation" → "synchronous recording of the cardiac myocyte action potential and ECG". Channel 3→ "bioelectricity" → "tension" →start recording.

【Observation items】

1. Observation of ECG

Insert the wire – connected pin into the frog's body as the lead of ECG. Channel 2 will be used to record ECG belong to the lead of the second standard.

2. Recordance of ventricular myocytes action potential

Saw the well – filled glass microelectrode gentlyat 8 ~ 10mm from the tip with a small grinding wheel on the ampoule cutter, then break it off with thin rubber hose – setted tweezers. Put the broken microelectrode onto the end of silver spring. Plump the tip of the microelectrode and adjust the manipulator to the lowest position, so that the electrode tip can be contacted to ventricular tissue surface and gently pressed. With ventricular contractile activity, the electrode tip can penetrate the cells on the surface of ventricular tissue, and then the action potential can be recorded. If the puncture is failed or the electrodes slide out from the cells, lifting up the manipulator again and penetrating the cells more quickly will always be helpful.

3. Recordance of systolic curve

Grip the apex cordis with a clip attached to the tension transducer during ventricular diastole. Channel 3 will be used to record the changes of systolic tension.

【Notices】

1. Expose the heart fully and try to minimize the damage to the myocardium during specimen processing.

2. The key to the success of the experiment is the preparation of suspension microelectrode. Keep the electrode vertical when recording.

3. Insure that the instruments are well – grounded to eliminate interference.

【Questions】

1. How many phases can ventricular myocytes action potential be divided into? What's the ion foundation of each stage?

2. Compare ECG with ventricular myocytes action potential and indicate the changes of ventricular cells activity reflected on each wave on ECG.

3. Does ventricular myocytes action potential happen simultaneously with mechanical contraction? Why?

4. What are the characteristics of ventricular myocytes action potential when compared with skeletal muscle cells and nerve fibers? How do these features impact cardiac contraction?

(Zhang Zhou)

Experiment 3 Factors influencing urine formation

【Purpose】

To observe the factors which can influence uropoietic and analyze the mechanism of actions, and to familiarize the bladder and ureter cannulation.

【Principle】

For urine formation, there are three steps: glomerular filtration, reabsorption of tubular and collecting duct, secretion and excretion of tubular and collecting duct. Any factor which can influence these processes will vary the volume or characteristic of the urine.

【Experimental subjects】

Rabbits.

【Experimental equipments】

Surgical instruments of rabbits, rabbit operating table, artery cannula, bladder cannula (or ureter cannula), artery clamp, pressure transducer, needle electrode, stimulating electrode, shielded electrode, infusion device and triple valve, Tes – Tape, syringe (1 ml, 10 ml and 20 ml), 10 ml measuring cylinder, drop recorder, RM6240 physiological polygraph system (or BL - 420 biological polygraph system).

【Reagents】

25% urathan, 6% citrate sodium (or 500 ~ 1000 U/ml heparin), 20% glucose solution, normal saline, 1 : 10000 noradrenaline, pituitrin, frusemide (nicorol), 0.6% phenol red injection, 10% NaOH.

【Experimental procedures】

1. Electrocardiogram (ECG) recording, urinary volume measurement and carotid artery cannula

(1) Anesthesia and fixation Weigh a rabbit, and inject 25% urethane (4.0 ml/kg) into the vein at the edge of ear slowly for anesthesia. Fix the rabbit on its back on the operating table. The ventral cervical area, left lumbar and lower abdomen are shaved.

(2) Shave the hair on ankle joint; insert the needle electrode subcutaneously into the ankle joint. Lead wire method: right front (red), left front (yellow), right back (black), left back (green).

(3) Urine collection Bladder or ureter cannulation.

Bladder cannulation: The abdomen was cut open from the superior margin of pubic symphysis upwards for 4 cm. The abdominal wall and peritoneum was cut open along the linea alba, find out the bladder. The bladder was turned over outside the abdominal cavity, find out the bilateral ureters and the opening of ureters in bladder at the bottom of bladder. Prepare a thread under bilateral ureters respectively. The bladder was turn upwards to ligate the urethra, and then cut a little opening on the top of the bladder. Insert a bladder cannula filled with saline, and then the bladder cannula and bladder were ligated and fixed with thread. The flare opening of cannula should be directly facing to the ureters opening and close to the bladder wall, the other side of bladder cannula should connect to drop collector of the drop recorder. After the operation, bondage with warm saline was used to cover the incision on abdomen.

Ureters cannulation: The abdomen was cut open from the superior margin of pubic symphysis upwards for 5 cm. The abdominal wall was cut open along the linea alba, the bladder was turned over outside the abdominal cavity to expose the bladder triangle. Find out and separate the bilateral ureters at the bottom of bladder. Prepare two threads under each side of ureters. One of them ligate the end proximal to bladder (the urine cannot flow into the bladder), cut a "V" shape opening above the ligation, insert a ureter cannula filled with saline, and then the ureter and cannula were ligated by using the other thread. The other side of the ureters were inserted, ligated and fixed in the same way. The urine will discharge from the plastic tube drop by drop. Bilateral cannulas were fixed together with thread and connect to the glass tube of drop recorder. After the operation, bondage with warm saline was used to cover the incision on abdomen.

(4) Common carotid artery cannulation Separate the left common carotid artery and the right vagus nerve. The end which proximal to head of left common carotid artery was ligated

with thread. The end which proximal to heart was occluded by using artery clamp. Cut an oblique opening below, the ligation then insert the artery cannula. The artery and cannula were ligated and fixed with thread. Release the clamp to observe the wave of artery blood pressure.

2. Connection of experiment devices

(1) Insert the full – lead ECG cable plug into channel 1.

(2) Connect the tension transducer to the channel 2.

(3) Insert the drop recorder input line to jack socket.

(4) Turn on the computer and start "RM6240 physiological polygraph system".

(5) Do the following steps to begin the oscillographic operation: Channel 1→ "bioelectricity", Channel 2→ "pressure" → "kPa". Stimulator parameter: continuous single stimulus, interval $10 \sim 20$ ms, stimulus intensity $3.0 \sim 6.0$ V, wave width $1.0 \sim 5.0$ ms, stimulus frequency $30 \sim 100$ Hz. Start recording.

【Experimental items】

1. Record the normal ECG wave, blood pressure curve and urine volume (drop/min).

2. Chang the experimental conditions and observe the alternation of ECG, blood pressure and urine drops.

(1) i. v. 37℃ saline 20 ml.

(2) i. v. 1 : 10000 noradrenaline $0.3 \sim 0.5$ ml.

(3) Take 2 drops of urine and do the qualitative experiment of glucose in urine. Then i. v. 20% glucose 10 ml, observe the change of urine volume. When urine volume increased markedly, take the urine and do the qualitative experiment of glucose in urine again.

(4) i. v. pituitrin 2 U.

(5) i. v. frusemide 5 mg/kg.

(6) i. v. 0.6% phenol red 0.5ml, then reckon by time. A culture dish fill with 10% NaOH was used to collect urine. If phenol red was excreted from the body, it will turn red when it mixed with NaOH. Calculate the interval between injection and excretion of phenol red.

(7) Electrical stimulus of the vagus nerve: Cut off the right vagus nerve and medium intensity of impulse current was used to give interrupt stimulation to the peripheral end to keep the blood pressure around $40 \sim 50$ mmHg ($5.3 \sim 6.6$ kPa) for 5 min.

(8) Separate one femoral artery: insert a plastic cannula or cut opening to bleed. Then the artery blood pressure drop down to 50 mmHg (6.6kPa) suddenly. Observe the alternation of urine volume then supply saline immediately.

【Notices】

1. Anesthesia should be slow.

2. Raise enough vegetable or irrigate $40 \sim 50$ ml water to rabbit's stomach after anesthesia to make sure the rabbit can excrete enough urine during the experiment.

3. The auricular vein should be protected carefully.

4. The surgery should be handled gently, but the incision should not be too big to affect uropoietic.

5. The items should be done successively. The following item should be done after the last test item recovered.

6. The test sequence arrangement is shown as below: the obliguric experiment should be done on the basis of hydrouria and the promoting urinary formation experiment should be done on the basis of oliguresis. The glucose experiment should be done, if anuresis after cannulation.

7. During observation of urine alternation by electrical stimulus, the intensity should be appropriate but not intense.

8. After injection of 20% glucose, the urine should be collected in a new container to examine the glucose in urine.

9. In winter, keep the animal warm.

10. During bladder cannulation, the solution remained in bladder should be as little as possible.

【Questions】

1. What is the alteration of urine volume after i. v. 20 ml saline? What mechanisms?

2. What is the reason for hydrouria after i. v. 20% glucose?

3. What is the alteration of urine volume after i. v. noradrenaline? Why?

4. What is the alteration of urine volume after i. v. frusemide? Why?

5. What is the alteration of urine volume after i. v. pituitrin? Why?

6. What is the alternation of urine volume after blood pressure falling down? Why?

7. In this experiment, which factor affects the rate of glomerular filtration? Which factor affects the reabsorption and excretion of renal tubule and collecting tubule?

(Zhang Hong)

Experiment 4 Comprehensive observation of circulatory, respiratory and urinary system

【Purpose】

To understand that human body is an organism but not a single organ or system to internal and external environment change.

【Principle】

The organism is a complex organic integrity. The functions of the organ and system are regulated and controlled by nervous system, humoral factors and autoregulation and they connect, restrict, coordinate and cooperate to integrate as a whole body. The stimulus on organism can affect not only the function of a single organ, but also that of many systems.

【Experimental subjects】

Rabbits.

【Experimental equipments】

Surgery instruments for rabbits, rabbit operating table, artery clamp, artery cannula, pressure transducer, bladder cannula, carbon dioxide gas bag, shield electrode, drop recorder, RM6240 physiological polygraph system (or BL – 420 biological polygraph system).

【Reagents】

25% urathan, normal saline, heparine, frusemide (nicorol), 1 : 10000 adrenaline, 1 : 10000 noradrenaline, 1 : 10000 acetylcholine, 20% glucose, pituitrin.

【Experimental procedures】

1. Operation

(1) Anesthesia and fixation   Weigh a rabbit, and inject 25% urethane (4.0 ml/kg) into the vein at the edge of ear slowly. Fix the rabbit on its back on the operating table. The ventral cervical area and lower abdomen are shaved.

(2) Separate the right cervical vagus nerve, depressor nerve and carotid artery   A 3 ~ 4 cm skin incision is made from thyroid cartilage down the midline of its neck. And the neck muscles are exposed. The right carotid sheath is found between the sternocleidomastoid muscle and sternohyoidmuscle by blunt dissection. The structures contained inside the carotid sheath are common carotid artery, vagus nerve (thickest), sympathetic nerve and depressor nerve (thinnest). Prepare a thread under the vagus nerve, suppressor nerve and carotid artery respectively and make a running knot far away from the vessel and nerve.

(3) Cannulation in left carotid artery   Separate the left carotid artery as long as possible. Prepare two threads under the artery, make a knot close to the headend and make the second knot beneath the first one about 5mm. Clip the centripetal part by using artery clamp to block blood flow transiently. Then cut a "V" shape incision approach to the second knot about 5mm with microscissors. Insert the artery cannula and connect with pressure transducer to the artery in centripetal direction and ligature with a thread to fix it to the cannula.

(4) Bladder cannulation   The abdomen was cut open from the superior margin of pubic symphysis upwards for 4 cm. The abdominal wall and peritoneum was cut open along the linea alba, find out the bladder. The bladder was turned over outside the abdominal cavity, find out the bilateral ureters and the opening of ureters in bladder at the bottom of bladder. Prepare a thread under bilateral ureters respectively. The bladder was turn upwards to ligate the urethra, and then cut a little opening on the top of the bladder. Insert a bladder cannula filled with saline, and then the bladder cannula and bladder were ligated and fixed with thread. The flare opening of cannula should be directly facing to the ureters opening and close to the bladder wall, the other side of bladder cannula should connect to drop collector of the drop recorder. After the operation, bondage with warm saline was used to cover the incision on abdomen.

(5) Record the respiratory movement   Connect the muscle tension transducer to the rabbit's xiphoid, and record the alternation of respiratory movement.

2. Connection of experiment devices

(1) Connect the pressure transducer to channel 1, and link the tension transducer to channel 2. Then insert the drop recorder input line to jack socket.

(2) Turn on the computer and start "RM6240 physiological polygraph system".

(3) Do the following steps to begin the oscillographic operation: Channel 1→ "pressure", Channel 2→ "tension". Click the "set up" item in recording condition, then select "dropper interval" in the pull down menu and select 10s in the chose box. Then click OK.

(4) Stimulator parameter continuous single stimulus, interval 0.05 ms, stimulus intensity 3.0 ~ 5.0 V, wave width 1.0 ms, stimulus frequency 30 ~ 50 Hz. Start recording.

【Experimental items】

1. Record the normal blood pressure and respiratory fluctuation curve to analysis the relationship between blood pressure fluctuation and respiratory. Record the urine drop numbers.

2. Chang the experimental conditions and observe thealternation of blood pressure, respiratory and urine drops.

(1) Pull the end of left carotid artery with fluctuation for 15 ~ 20 s.

(2) Clip the right carotid artery with artery clamp for 15 ~ 20 s.

(3) Increase the concentration of carbon dioxide in inhaled gas.

(4) Increase the dead space (the 50 cm length rubber tube was connected to the end of trachea).

(5) i. v. 37℃ saline 20 ml.

(6) i. v. 1 : 10000 noradrenalin 0.3 ml.

(7) i. v. pituitrin 0.3ml.

(8) i. v. 1 : 10000 adrenaline 0.3 ml.

(9) i. v. 20% glucose 10 ml.

(10) i. v. 1 : 10000 acetylecholine 0.3 ml.

(11) i. v. frusemide 5 mg/kg.

(12) Electrical stimulate the depressor nerve for 15s.

(13) Ligature and cut off the right vagus nerve.

(14) Stimulate the peripheral end of right vagus nerve with moderate intensity electrical stimulus for 15s.

【Notices】

1. Before cannulation, the cannula should be filled with anticoagulant agent. The incision should be washed with anticoagulant agent before cannulation (1 ~ 2 drops). The tee – valve should be in the right direction during cannulation. Before pulling out the artery cannula, the carotid artery should be ligated.

2. Pull the bladder out of the abdominal cavity and avoid wounding the bladder. When ligating the ureter, don't ligate the urethra. The surgery should be done gently, and do not clip the urethra with clamp to avoid wounding the urethra.

3. The next test item should be done after blood pressure, respiratory and urine volume recovered.

【Questions】

1. What is the alternation of artery blood pressure after clipping common carotid artery? Why?

2. What is the effect of adrenaline and noradrenaline on circulatory and urinary system? What mechanisms? What is the difference between them?

3. What is the mechanism for hydrouria caused by intravenously injection of 20% glucose?

4. What is the alternation after intravenously injection of frusemide? Why?

(Zhang Hong)

Section 3 Physiological exploratory experiments

Experiment 1 Determination of circulatory blood volume

【Purpose】

To search a simple experimental method to determinate the circulatory blood volume.

【Principle】

Blood filling volume affects directly the blood pressure and other physiological functions in cardiovascular system. The determination method of circulatory blood volume helps to duplicate certain pathological model and select experimental indexes. Based on that, the experiment is designed to determinate the blood volume.

【Experimental cue】

Blood is mainly composed of plasma and blood cells. The qualitative and toxic – free dye such as Even's blue is injected into animals vein. After dye is well – distributed, the concentration of dye is tested in blood, and then the blood volume is calculated.

【Experimental design】

An experimental design should include the following items:

1. Experimental animals

Name, strain, weight, gender, feed condition, origin, qualification number, pre – treated method, et al.

2. Experimental equipments

Surgical instruments, fixation box, devices for determination.

3. Reagents

(1) Anesthetic: name, usage and dosage, preparation, administration route, pack, origin, et al.

(2) Even's blue: concentration, dosage, administration route, pack, origin, et al.

4. Experimental procedures

Operation, installation of devices, calculation method for blood volume.

5. Observation items.

6. Notices.

(Xu Jinghua)

Experiment 2 Effect of blood glucose on urine formation

【Purpose】

To test theurine formation and its influencing factors.

【Principle】

Based on theunderstanding of renal glucose threshold and osmotic diuresis, the experiment is designed to test whether the urine volume changes or not when the blood glucose exceeds renal glucose threshold.

【Experimental cue】

The urine glucose is positive and the urine volume increases when the patients suffered from diabetes mellitus.

【Experimental design】

An experimental design should include the following items:

1. Experimental animals

Name, strain, weight, gender, feed condition, origin, qualification number, pre – treated method, et al.

2. Experimental equipments

Surgical instruments, fixation box, devices for determination.

3. Reagents

(1) Anesthetic: name, usage and dosage, preparation, administration route, pack, origin, et al.

(2) Glucose: concentration, dosage, administration route, pack, origin, et al.

(3) Reagents for blood glucose, test paper for urine glucose.

4. Experimental procedures

Operation, installation of devices.

5. Observation items.

6. Notices.

(Xu Jinghua)

附 录

一、实验动物的常用生物学数据

附表1 常用实验动物的一些生理常数

指标	小鼠	大鼠	豚鼠	兔	猫	犬
适用体重（kg）	0.018~0.025	0.12~0.20	0.3~0.5	1.5~2.5	2~3	5~15
寿命（年）	1.5~2.0	2.0~2.5	6~8	5~7	6~10	10~15
性成熟年龄（月）	1.2~1.7	2~8	4~6	5~6	10~12	10~12
孕期（日）	20~22	21~24	65~72	30~35	60~70	58~65
平均体温（℃）	37.4	38.0	39.5	39.0	38.5	38.5
呼吸（次/分）	216~236	100~150	100~150	55~90	25~50	20~30
心率（次/分）	400~600	250~400	180~250	150~220	120~180	100~200
血量（ml/100g体重）	7.8	6.0	5.8	7.2	7.2	7.8

附表2 常用实验动物正常血压值

动物	数量（只）和性别（♂/♀）	麻醉情况	血压（kPa） 收缩压	舒张压
犬	12	不麻醉[①]	14.93（12.66~18.13）	7.46（13.06~16.00）
	22	戊巴比妥钠	19.86（14.40~25.19）[②]	13.33（10.00~16.26）
		安静、清醒[③]	15.13（12.70~18.93）	9.33（4.67~11.33）
猫	191♂	乌拉坦	17.20（8.93~28.80）	
	208♀	乌拉坦	16.13（8.26~26.66）	
兔[④]	32	不麻醉	14.66（12.66~17.33）	10.66（8.0~12.0）
豚鼠	8	戊巴比妥钠、乙醚	10.26（3.73~18.66）	6.27（2.13~12.00）
大鼠	124	戊巴比妥钠	17.20（11.73~24.53）	12.13（7.73~19.33）
	100	不麻醉	13.06（10.93~16.00）	
小鼠	9	乌拉坦或乙醚	15.06（12.66~16.66）	10.8（8.9~12.0）
	19	不麻醉	14.8（12.06~18.40）	
金地鼠		戊巴比妥钠	（16.00~22.66）	
鸡	5	巴比妥	1.73	11.33
鸽			……	（14.00~19.33）
青蛙[⑤]			……	（4.00~7.33）

注：①腕部听诊测得。②用变应仪测股动脉17.86kPa（13.33~23.33kPa）。③动脉插管用应变仪所测。另外，熟睡时为11.33kPa；深睡时为14.0kPa。④欧州兔（颈动脉、戊巴比妥钠麻醉）出生3h为3.87kPa；1d为4.4kPa；3d为4.8kPa；10d为6.13kPa；17d为7.2kPa。⑤蟾蜍颈动脉弓为（4.0~8.0kPa）。

附表3　实验动物红细胞渗透脆性、沉降速度和凝血时间

实验动物	红细胞脆性范围（%NaCl）			红细胞沉降速度（mm）				凝血时间（s）
	最小抵抗	最大抵抗	抵抗幅	1h	2h	10h	24h	
马	0.62~0.52	0.44~0.38	0.62~0.38	40~70				
牛	0.74~0.64	0.46~0.42	0.74~0.42	0.5~1.5				
犬	0.46~0.43	0.36~0.35	0.46~0.35	2	4	10		6.5~9.0
猫	0.52	0.50	0.52~0.50	4	10			7~20
兔	0.46~0.42	0.34~0.32	0.46~0.32	1~3	2.5~4		25~50	7.5~10.2
绵羊	0.80~0.76	0.50~0.46	0.80~0.46					
豚鼠	0.42	0.31	0.42~0.31	1.5	3	20		
大鼠				3	4~5	10		
小鼠								24~40
猪	0.86~0.78	0.48~0.42	0.86~0.42					鸡：11~16 鸽：23~34
蟾蜍		0.13						30

附表4　常用实验动物血液参数的比较

项目	单位	小鼠	大鼠	仓鼠	豚鼠	兔	鸡	猫
红细胞	$\times 10^4/mm^3$	6.7~12.5	5.0~12.0	3.0~10.0	3.0~7.0	4.0~8.6	1.25~4.50	1.50~9.00
血红蛋白	g/100ml	10.2~16.6	11.1~18.0	10.0~20.2	11.2~18.1	9.3~19.3	7.0~18.6	9.0~12.7
平均红细胞容量（MCV）	fl	31.0~62.0	44.5~69.0	54.5~78.5	61.0~98.0	57.0~90.0	100~139	49.0~59.0
平均红细胞蛋白（MCH）	pg	9.20~20.8	12.0~24.5	15.4~26.8	22.5~28.5	16.0~31.0	25.0~48.0	13.0~17.0
平均红细胞血红蛋白浓度（MCHC）	%	22.0~35.5	21.6~42.0	26.5~37.4	28.0~39.0	22.0~38.7	20.0~34.0	24.0~30.0
红细胞压积（PCV）	%	32.0~54.0	36.0~59.0	36.0~59.0	37.0~51.0	30.0~53.0	23.0~55.0	34.0~46.0
血沉	mm/h	0.00~1.00	0.50~2.00	0.21~1.00	0.00~2.95	0.90~3.70	0.50~6.50	0.50~7.30
血小板	$\times 10^3/mm^3$	150~500	140~600	300~680	225~800	120~800	130~230	100~500
白细胞	$\times 10^3/mm^3$	5.40~16.0	3.00~15.0	2.55~11.6	5.90~18.0	2.00~15.0	9.00~32.0	11.0~20.0
中性粒细胞	%	8.00~42.9	4.00~50.0	3.00~42.0	20.0~60.0	10.0~85.0	15.0~50.0	10.0~82.0
嗜酸粒细胞	%	0.00~2.90	0.00~6.00	0.00~4.36	0.00~8.00	0.00~8.00	0.00~16.0	2.00~11.0
嗜碱粒细胞	%	0.00~0.15	0.00~0.04	0.00~0.42	0.00~0.30	0.00~0.75	0.30~2.60	0.00~0.20
淋巴细胞	%	55.0~95.0	40.0~95.0	50.1~95.7	37.0~81.0	25.0~95.0	29.0~84.0	15.0~48.0
单核细胞	%	0.00~8.00	0.00~8.00	0.00~4.90	1.00~9.00	0.50~16.0	0.05~7.00	1.00~9.00

注：资料来源于各种性别、各种品系、各种年龄的平均数，所有数据都是文献报告数据的综合结果。

二、动物实验常用生理溶液的成分和配制方法

附表5 常用生理溶液的成分和配制

成分及储备液浓度	每1000ml 所需量					
	生理盐水 Saline	任氏液 Ringer's	任洛液 Ringer – Locke's	台氏液 Tyrode's	克氏液 Krebs'	戴雅隆液 De – Jalon's
NaCl	9g	6.5g	9g	8g	6.9g	9g
KCl 10%		1.4ml (0.14g)	4.2ml (0.42g)	2.0ml (0.20g)	3.5ml (0.35g)	4.2ml (0.42g)
$MgSO_4 \cdot 7H_2O$ 10%				2.6ml (0.26g)	2.9ml (0.29g)	
$NaH_2PO_4 \cdot 2H_2O$ 5%		0.13ml (0.0065g)		1.3ml (0.065 g)		
KH_2PO_4 10%					1.6ml (0.16 g)	
$NaHCO_3$		0.2g	0.5g	1g	2.1g	0.5g
$CaCl_2$ 1 M		1.08ml (0.12g)	2.16ml (0.24g)	1.8ml (0.20g)	2.52ml (0.28g)	0.54ml (0.06g)
葡萄糖		2g	1g	1g	2g	0.5g
通气		空气	O_2	O_2或空气	$O_2 + 5\% CO_2$	$O_2 + 5\% CO_2$
用途	哺乳类少量静脉注射	用于蛙类器官	用于哺乳类心脏等	用于哺乳类肠肌等	用于哺乳类及鸟类的各种组织	用于大鼠子宫,低钙可抑制自发收缩

说明:1. 生理溶液各家主张不一。本表主要根据 The Staff of the Department of Pharmacology, University of Edingburgh: Pharmacological Experiments on Isolated Preparations, Livingstone, Edingburgh and London, 1970.

2. 配制含氯化钙的溶液时,必须将氯化钙单独溶解,充分稀释,然后才能与其他成分配成溶液相混合,否则可能导致碳酸钙或磷酸钙沉淀析出。

3. 葡萄糖应在临用前加入,以免滋长细菌。

三、常用抗凝剂的配制、用法和选择

常用抗凝剂大致分为三类:一类为化学药品,如枸橼酸钠、草酸盐和二乙胺四乙酸二钠等,其作用为消除钙离子,使血液中的钙变为可溶的、但不离子化的络合物。另一类为生物制剂,如肝素,其作用为抑制凝血酶的活性,从而抗凝。第三类为离子交换剂,系采用物理方法防止血液凝固。

1. 枸橼酸钠(Sodium citrate)

枸橼酸钠溶于水,不溶于醇。可直接用其粉末,每毫升血液加 3~5mg,用于红细胞沉降率测定。按 30mg/ml 的枸橼酸钠溶液 1 份,血液 9 份比例混合,即可使血液不凝固。

因其碱性较强,可用枸橼酸调节 pH 接近 7.0,所含成分为枸橼酸钠 56mg/ml,枸橼酸 5mg/ml 和葡萄糖 29mg/ml,称为复方枸橼酸钠抗凝剂,常用于各种动物连接血压

计时的抗凝。现用的枸橼酸钠有两种：

（1）枸橼酸三钠（Trisodium citrate）　　有两种结晶水含量不同的成品，一种是 $2Na_3C_6H_5O_7 \cdot 11H_2O$，其与血浆成等渗浓度为3.8%；另一种是 $Na_3CH_5O_9 \cdot 2H_2O$，与血浆成等渗浓度为3.2%（2.5%～4.0%），均为碱性，枸橼酸或其盐与钙作用生成可溶性络合物，当制成2.5%溶液时，pH为7.5。最低的抗凝浓度为0.2%，一般在血液中的最终浓度应为0.4%～0.6%，是长久以来国际上最通用的抗凝剂。

（2）枸橼酸二钠（Disodium citrate）　　因其中含有大量枸橼酸离子，属于酸性的枸橼酸钠。3.5%溶液的pH为4.5，其优点是：简化了配制保存液的处方及其配制手续；防止高压消毒时葡萄糖的焦化现象，但在大量输血时，枸橼酸钠可能产生毒性反应。

2. 草酸钾（potassium oxalate）和草酸钠（sodium oxalate）

草酸钾溶于水，微溶于醇，具有溶解度大，抗凝作用强的特点，体外抗凝时1ml血液用草酸钾1～2mg，微量检验用血较少时，可配成20mg/ml溶液，也可根据需要，用100mg/ml草酸钾溶液放入试管中摇动，使其浸湿管壁周围，置60℃烘箱烘干。草酸钾溶液0.1ml（相当于固体10mg）可阻抗5ml血液凝固。烘烤温度若超过80℃，可使草酸钾分解成碳酸钾而失去抗凝作用。由于草酸钾抗凝系与血液内的钙离子结合形成不溶性草酸钙而阻止血凝，故含钾、钙的血样不能用其作为抗凝剂。此外，草酸钾对乳酸脱氢酶、酸性磷酸酶及淀粉酶也有抑制作用。

草酸钠抗凝作用与草酸钾相似，常用于凝血因子测定；不用于含钠、钙的血液检查。

3. 乙二胺四乙酸二钠（disodium ethylenediamine-tetra-acetate, EDTA-2Na）

乙二胺四乙酸二钠溶于水，微溶于。与钙结合比枸橼酸钠强10倍，是一种强力抗凝剂。其水溶液的pH约为5.3。体外抗凝其1%的溶液，取EDTA-2Na 1g，氯化钠0.7g，加蒸馏水100ml，过滤后即成。

4. 三羟戊二酸钠（sodium trihyroxy glutarate, $C_5H_7O_7Na_2$）

三羟戊二酸钠可替代枸橼酸钠，抗凝力弱，7%溶液的pH为4.3，抗凝力相当于2%～3.5%枸橼酸盐溶液。其不良反应较少，对红细胞基质起加强作用。

5. 肝素（Heparin）

肝素是一种酸性黏多糖，常用其钠、钾、锂盐，易溶于水，不溶于多种有机溶剂。可接受110℃高压消毒30min；安瓿装溶液常置冰箱中保存。

肝素作用是抑制凝血酶的活性，其作用很强，是常用的全身抗凝剂。纯肝素100mg能抗凝65～125ml血液。

四、某些药物溶液的配制和保存办法

在实验中常用到一些化学药物，这些药物的水溶液性质很不稳定。对此可以按下列方法配制与保存。

1. 氯化乙酰胆碱

本品在水溶液中易水解失效，但是在pH 4的溶液中比较稳定，可以用5g/dl的 NaH_2PO_4 溶液配成1mg/ml左右的氯化乙酰胆碱，用小瓶分装，密封后置冰箱保存，约可保持药效 1 年。临用时用生理盐水稀释至所需浓度。

2. 盐酸肾上腺素

本品在溶液中易氧化失效，在碱性溶液中破坏更快，宜用生理盐水稀释配制，不能以任氏液或台氏液稀释。盐酸肾上腺素的稀溶液一般只能保存数小时，如在溶液中添加微量（10^{-4} mol/L）维生素 C，可显著提高其稳定性。

3. 磷酸组胺

本品在水溶液中易变质失效，但如溶液呈酸性则较稳定，可仿照氯化乙酸胆碱方法，以 5g/dl 的 NaH_2PO_4 配制保存液，临用前以生理盐水稀释至所需浓度。

4. 催产素及脑垂体后叶素

本品在水溶液中易变质失效，但如以 0.25% 醋酸溶液配制成每毫升含催产素或脑垂体后叶素 1U 的贮存液，用小瓶分装，灌封后置冰箱中 4℃ 左右保存（不宜冷冻），均可保持药效 3 个月。临用前用生理盐水稀释至所需浓度，如发现溶液出现沉淀即不可用。

（周晓棉）

参 考 文 献

［1］孙敬方. 动物实验方法学［M］. 北京：人民卫生出版社，2004.

［2］徐峰. 人体解剖生理学实验［M］. 北京：中国医药科技出版社，2008.

［3］郭青龙，李卫东. 人体解剖生理学［M］. 北京：中国医药科技出版社，2009.

［4］胡还忠. 医学机能学实验教程［M］. 第3版. 北京：科学出版社，2010.

［5］魏伟，吴希美，李元建. 药理实验方法学［M］. 第4版. 北京：人民卫生出版社，2010.

［6］Marieb EN, Wilhelm PB, Mallatt J. Human anatomy［M］. 6th ed. San Francisco：Pearson Benjamin Cummings, 2012.

［7］Tortora GJ, Derrickson B. Principles of anatomy and physiology［M］. 13th ed. Hoboken：John Wiley & Sons, Inc, 2012.

［8］Martin TR. Laboratory manual for Hole's human anatomy and physiology［M］. 13th ed. New York：McGraw－Hill Higher Education, 2012.

［9］Fox SI. A laboratory guide to human physiology：concepts and clinical applications［M］. 13th ed. New York：McGraw－Hill Higher Education, 2013.

［10］李富德. 人体解剖生理学［M］. 第2版. 北京：人民卫生出版社，2013.